战胜风湿骨病丛书

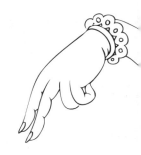

# 战胜强直性脊柱炎

主　编　马晓依　冷　威

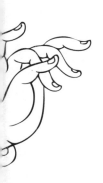

U0304614

中国科学技术出版社

北　京

图书在版编目（CIP）数据

战胜强直性脊柱炎 / 马晓侬，冷威主编 . —北京: 中国科学技术出版社，
2018.8（2024.6 重印）

（战胜风湿骨病丛书 / 吴英萍主编）

ISBN 978-7-5046-8084-6

Ⅰ . ①战… Ⅱ . ①马… ②冷… Ⅲ . ①脊椎炎－中医治疗法－问题解答
Ⅳ . ① R259.932.3-44

中国版本图书馆 CIP 数据核字（2018）第 157114 号

| | | |
|---|---|---|
| 策划编辑 | 焦健姿 | 王久红 |
| 责任编辑 | 黄维佳 | |
| 装帧设计 | 华图文轩 | |
| 责任校对 | 龚利霞 | |
| 责任印制 | 徐　飞 | |

| | |
|---|---|
| 出　　版 | 中国科学技术出版社 |
| 发　　行 | 中国科学技术出版社有限公司销售中心 |
| 地　　址 | 北京市海淀区中关村南大街 16 号 |
| 邮　　编 | 100081 |
| 发行电话 | 010-62173865 |
| 传　　真 | 010-62173081 |
| 网　　址 | http：//www.cspbooks.com.cn |

| | |
|---|---|
| 开　　本 | 720mm×1000mm　1/16 |
| 字　　数 | 133 千字 |
| 印　　张 | 12 |
| 版　　次 | 2018 年 8 月第 1 版 |
| 印　　次 | 2024 年 6 月第 3 次印刷 |
| 印　　刷 | 河北环京美印刷有限公司 |
| 书　　号 | ISBN 978-7-5046-8084-6/ R · 2262 |
| 定　　价 | 46.00 元 |

# 丛书编委会名单

**总 主 审** 陈珞珈　王中男

**总 主 编** 吴英萍

**副总主编** 张昊旻　吴九如　张丽莉

**编　　委** 徐忠良　孙　立　马晓依　冷　威

　　　　　　应达时　毕　岩　付玉娟　张昕烨

　　　　　　孟祥月　王若男　王　姝　崔　妍

　　　　　　史宇航　国宝龙　刘迎辉

# 分册编著者名单

**主　　编** 马晓依　冷　威

**副主编** 张智高　毕艳君

**编　　者** 周　宝　池　学　赵亚涛　王　爽

　　　　　　于　婷

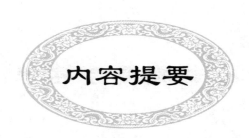

## 内容提要

　　本书是一本有关强直性脊柱炎的科普图书，以吴英萍教授从医40多年的临床经验为出发点，从初识强直性脊柱炎、名医治疗强直性脊柱炎、强直性脊柱炎的调养与康复等角度展开，分别介绍了强直性脊柱炎的包含和外延、致病原因及所需进行的检查，中医和西医的院内治疗，以及强直性脊柱炎的自我中医调养。读者可以通过本书了解如何利用中药外敷、代茶饮，用按摩、拔罐、刮痧的手段自我进行治疗，也可以了解到日常在饮食上的一些注意事项及食疗药膳的内容，还可以知晓生活中的日常护理及自身如何锻炼。编者从生活中的常见病例着手，通过患者与医生间的一问一答，把涉及强直性脊柱炎诊断、治疗、康复中的疑问一一解答，可供强直性脊柱炎患者、患者家属及对本病感兴趣的读者阅读。

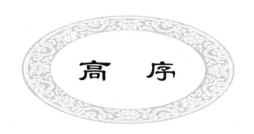

# 高 序

　　吴英萍教授倾心编著的"战胜风湿骨病"丛书即将付梓，她希望我为此书作序。此事如果是在两年前，我会毫不犹豫地欣然命笔。而如今，考虑我与她的关系，就有些迟疑不定。她说："这套丛书的出版是为了更好地传播预防治疗风湿病的知识和技能，帮助数以万计的风湿病患者解除痛苦，是将我几十年呕心沥血研究的独特疗法奉献给社会，你担心什么？"听到这些，我再也难以推却，只好"举贤不避亲"了。

　　"战胜风湿骨病"丛书是吴英萍教授集40余年医学研究和临床实践成果的结晶，是"英平风湿骨病治疗体系"理论和方法的具体诠释和解释，是一套融中国传统医药学与西方现代医药学于一体的风湿病大众医学科普读物。丛书从上百种风湿病中选取了8种常见、多发、患者众、危害大的风湿骨病症，由浅入深、通俗易懂地详细阐释了风湿病的病因病理和预防、诊断、治疗、康复全过程的理论知识和实践经验，既为风湿骨病医学工作者提供了一部难得的教材和工具书，也为广大风湿骨病患者的医疗康复提供了有益的指南。

　　风湿病，在我国古来有之，春秋战国时期的中医药典籍《黄帝内经》中将其称为"痹证"，是一种既常见又难治的疾病，被世界医学界称为"活着的癌症"。如果不能及时有效治疗，不仅会导致患者骨骼变形、关节扭曲、肢体瘫痪，还会累及多个脏器和免疫功能的丧失，给患者带来巨大的生理、心理痛苦和经济负担。据世界卫生组织统计，全球因患风湿病而致残的患者每年有近4000万人。我国现有风湿病患者达2000万人以上，其中80%的患者治疗效果不佳，尤其在广大农村地区，风湿骨病成为因病致贫、因病返贫的重要因素之一。

为攻克这一世界医学难题，帮助风湿骨病患者摆脱病痛的折磨，从20世纪70年代末开始，学习西方现代医学的大学毕业生吴英萍，在军队领导的鼓励和支持下，转而刻苦钻研中医药经典，遍访各地名医大师，巧借千家方、妙用本草经，历经10余年夜以继日的科学攻关，成功研究出有效治疗风湿骨病的"英平系列中成药"，获得军队科技进步奖，并在此基础上创立了一整套行之有效的"英平风湿骨病治疗体系"。30多年来，这套治疗体系为100多万名风湿骨病患者提供了良好的医疗服务，有效率达98%，治愈率近60%。

"英平风湿骨病治疗体系"的独到之处在于既追求治疗的有效性，又探寻风湿骨病的病因和病理，以实现"既治已病，又治未病"的功效。"英平风湿骨病治疗体系"认为，人的脏腑功能失调、免疫能力下降，是导致风湿病发生的内因；而作息不周、风寒湿邪侵入，则是风湿病发作的外因。内因为本，外因为末，舍本求末则百病难除。因此，应对风湿骨病的治本之道是调节脏腑功能、重建机体平衡和增强免疫能力。根据这一理念，吴英萍教授从100多味纯中药中成功研制出10余种国家专利保护的中成药，形成有效治疗风湿骨病的"核心技术"。

传统医药学和现代医药学是我国医药学的"一体两翼"，共同承担着维护人民健康的重任。中医药和西医药各有所长，又各有所短。实现中西医药的有机融合，扬长避短，取长补短，是我国医药学发展的最大优势。"英平风湿骨病治疗体系"的可贵之处就在于探索出一条将中西医融为一体的路子，在风湿病的预防、诊断、治疗、康复等各个环节，将药物疗法、经络疗法、物理疗法、营养疗法、功能训练等各种中西医治疗手段科学组合，综合运用，从而收到标本兼治的良好效果。

2016 年 8 月，党中央、国务院召开了具有重要历史意义的全国卫生与健康大会。习近平总书记提出了"大卫生、大健康"的理念，要求将人民健康置于优先发展的战略地位，并确定了"预防为主，中西医并重"的卫生工作方针。希望"战胜风湿骨病"丛书在健康中国建设和传播防治风湿骨病知识、技能方面能够发挥更大的作用，也希望"英平风湿骨病治疗体系"在理论研究和实践创新方面，不忘初心、戒骄戒躁，继续探索，不断完善，为提高人民健康水平做出新的更大贡献。

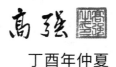

丁酉年仲夏

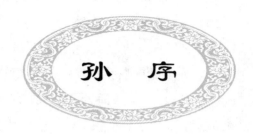

# 孙　序

　　民为邦本！"没有全民健康，就没有全面小康"，要实现中华民族伟大复兴的"中国梦"，就必须夯实"健康中国"这一关系全面小康的民生基础。因此，习近平总书记在全国卫生与健康大会上明确提出了我国新时期卫生工作方针："以基层为重点，以改革创新为动力，预防为主，中西医并重，将健康融入所有政策，人民共建共享。"由此可见，国家和人民对医药卫生工作提出了更大的需求和更高的要求，每一位医者的肩上都应有继承发展医学、服务大众的责任担当。

　　学无止境！医学，无论是中医学还是西医学，同样学无止境。要做到"术业有专攻"，就必须倾注毕生精力博学而深思。清代学者程国彭在《医学心悟》中说："思贵专一，不容浅尝者问津；学贵沉潜，不容浮躁者涉猎。"每一位医者的心中都应有潜心治学以促进实现医学"创造性转化、创新性发展"的责任担当。

　　风湿病，既是一种常见病、多发病，又是一种难治病。中医学认为，"风寒湿三气杂至，合而为痹"（《黄帝内经素问·痹论篇》），且按邪气所胜划分为：风气胜者为"行痹"，寒气胜者为"痛痹"，湿气胜者为"着痹"；按时令得病划分为：以冬遇此者为"骨痹"，以春遇此者为"筋痹"，以夏遇此者为"脉痹"，以至阴遇此者为"肌痹"，以秋遇此者为"皮痹"。西医学认为，风湿病大多是自身免疫性疾病，其病具有四大特点：隐（发病隐蔽）、慢（病情发展缓慢）、长（病程长）、传（大多有遗传倾向），是一组长期侵犯关节、骨骼、肌肉、血管和相关软组织或结缔组织为主的疾病，诊断及治疗均有相当难度。每一位主攻风湿病的医者在临床中都应有深入研究、总结提高的责任担当。

吾徒吴英萍出身军人，先后学习西医学、中医学，从事风湿病中西医结合临床近40年。响应习主席"切实把中医药这一祖先留给我们的宝贵财富继承好、发展好、利用好"的号召，遵循新时期卫生工作方针，认知"人命至重，贵于千金"，虔诚学习"大医精诚"之精神，牢记"术贵专精"之师训，潜心治学、勇于实践，研制成功国家级新药4项、中成药30余种，获得国家专利25项，著述160余万字，创立了中西医并重之"英平风湿骨病治疗体系"，荣获军队科技进步奖及吉林省"创新创业人才"、全国"巾帼建功标兵"、"三八红旗手"、五一劳动奖章等荣誉称号。近年来，数历寒暑、数易其稿，以大量临床病例为基础，精心编写了"战胜风湿骨病"丛书。

抚卷通览，"战胜风湿骨病"丛书阐述全面、病例典型，中西医并重且相互补充，方法实用可行，行文简洁明了，易于普及推广，既能惠及广大群众，又可供同仁参考。

观其志，可赞；观其行，可嘉；观其书，可读。

是为之序。

孙光荣

丁酉年仲夏

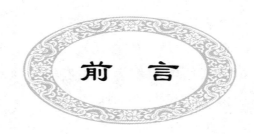

# 前　言

　　当今社会，强直性脊柱炎——这种致残性疾病严重困扰着很多患者及其家庭，罹患此种疾病的患者，其生活质量严重下降。一般情况下，强直性脊柱炎起病隐匿，看似没有伤害，实则蚕食患者的健康，犹如温水煮青蛙一样，在不知不觉当中出现了各种症状，而这些症状往往容易被错认为平时不当起居习惯造成的亚健康状态，直到症状明显，程度进一步加重时，病情已经进入无法逆转的境地。

　　鲁迅先生在《且介亭杂文·中国人失掉自信力了吗》一文中写道："我们从古以来，就有埋头苦干的人，有拼命硬干的人，有为民请命的人，……虽是等于为帝王将相作家谱的所谓'正史'，也往往掩不住他们的光耀，这就是中国的脊梁。"中国的脊梁是有民族精神和气节，为了祖国和民族利益而不惜奉献一切的英雄们挺起来的。

　　但是，在和平年代和现实生活中，有这样一类患者为自己逐渐僵硬而无法弯折的脊梁而痛苦，这就是强直性脊柱炎的患者。

　　现如今智能手机与电脑的普及应用，致使很多年轻人长时间处于久坐久视的状态，活动量明显减少，所以相应的疾病或不适症状层出不穷，比如颈椎病的泛滥，腰背部疼痛症状的泛滥，肥胖的泛滥，视力的下降，以及易疲劳现象的增多等，以上情况均被归类到亚健康状态范畴中，往往不会被年轻人群重视。万万没想到，有一种起病隐匿的疾病也能乔装打扮混在其中，让人麻痹大意，错过治疗的最佳时机。本书就是根据强直性脊柱炎的发病特点，向广大患有此种疾病的老百姓普及识别它的知识，同时用通俗易懂的方式向大家介绍，如今应用哪些医疗手段可以有效识别并诊断这种疾病，一旦确诊后又该如何治疗，有哪些方法可以针对性治疗这种顽固性疾病。比如西医有什么样的办法？中医又有什么样的方式可以缓解症状？经过治疗后，可以用什么样的方法调理身体，饮食如何调理？运动如何调理？一应俱全。

当翻开这本小册子时，强直性脊柱炎就赤裸裸地站在读者面前，无死角地呈现出它的所有面貌特征，对付它的攻略被一一详尽地罗列。在本书中，有一位与你或你的家人拥有同样命运的年轻人——小李，他也是一位奋斗上进的好青年，可惜偏偏遇到了令他头痛不已的症状，苦不堪言，他得的是强直性脊柱炎吗？他是如何求医问药的？所以请各位读者耐心阅读，跟随我们的患者小李进入战胜强直性脊柱炎的世界。

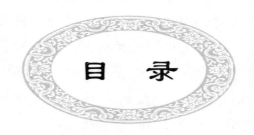

# 目　录

## 第1章　初识强直性脊柱炎

# 第 2 章　名医治疗强直性脊柱炎

# 第3章　强直性脊柱炎的调养与康复

目录

6

战胜强直性脊柱炎

7

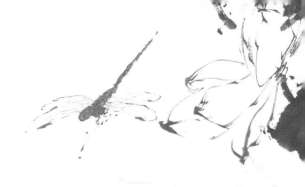

# 第1章 初识强直性脊柱炎

## 第一讲 强直性脊柱炎的表现

### 中医诊室

　　小李，一位26岁的打工族，独自一个人来到广州，为了节省开支，省吃俭用，长期住在一个狭小的地下室内。到了暑季，小李所居住的地下室更是潮湿不堪，被褥就像没晾晒干一样，潮气很重。由于销售工作比较忙碌，小李经常早出晚归、睡眠不足。有一段时间，小李总是感觉夜间腰背部疼痛，但他本人并未在意，因为在老家的时候也出现过类似的疼痛，吃点止痛药就好了，久而久之，逐渐出现了早晨起床后腰背部的僵硬感，而且越来越明显，慢慢地，臀部也开始出现了疼痛，由于工作繁忙，小李也顾及不了那么多，继续为业绩而奔波。虽然每天早晨起床后总是伴随着腰背僵硬感，膝盖也伸不直，上厕所时蹲起非常费劲，但一工作起来，腰背部的僵硬感明显减轻，所以小李一直没有就医看病。直到一天夜里，他感觉腰部、臀部疼痛难以忍受，右眼红肿疼痛。小李心想，白天工作已经忙得不可开交，晚上加班

睡眠不足更是家常便饭，现如今连觉都睡不踏实，心里很是不快。小李感觉自己的工作状态受到了明显的影响。于是他跟身边的朋友哭诉自己的难处，朋友听后，建议他到医院风湿科和骨科看看，是不是因为劳累、住地下室的原因，得了风湿，或者是得了腰椎间盘突出之类的病。为了赶快解决恼人的腰背部疼痛，小李请了一天假，找到了风湿骨病专科的吴英萍医生，医生详细的询问了小李的病情，并做了骶髂关节 CT 的检查，告诉他："你得的并不是风湿，也不是腰椎间盘突出，而是强直性脊柱炎，目前关节症状较为严重，也有眼部的受累，应该加以重视。"小李一听，有点懵，这个陌生的病名让他感觉自己好像得了什么可怕的不治之症？吴英萍医生说，这种疾病如果早期进行正确的诊断，并进行了积极的对症治疗，症状会逐渐缓解的。

　　如果你翻开这本书，也许你也是和小李有类似经历的人，小李的经历，以及对疾病的忽略并不罕见，直到症状发展到难以忍受，才会前来就诊。这类疾病，只要经过正确的诊断，积极对症治疗，症状会得到理想的控制，那么，什么是强直性脊柱炎？为什么会得强直性脊柱炎呢？强直性脊柱炎的典型症状又有哪些？怎么才能知道自己得的是强直性脊柱炎，而不是其他的疾病呢？它跟类风湿关节炎有什么区别呢？应该做什么检查才能知道自己是不是得了强直性脊柱炎呢？得了强直性脊柱炎，该如何治疗呢？中医和西医都有什么办法呢？

那么，针对小李的情况，我们与他一样，心中有很多的疑问，结合这些疑问，将在以下章节中逐一介绍有关强直性脊柱炎的基础知识。

## 1. 什么是强直性脊柱炎?

小李：大夫，强直性脊柱炎是什么病？

英萍医生：强直性脊柱炎是风湿病中的一种。这种疾病的病情发展一般比较缓慢，但病情发展的程度却一直在悄悄地进行，让人麻痹大意，其实呢，这种病是一种炎性疾病。在我们医学领域中，针对这种疾病的病因，目前还没有搞清楚，这还是令人比较头痛的。由于这种疾病起病隐匿，所以说不容易被人察觉，在患病初期的时候往往令人误以为是因为工作或家务疲劳，又或者是归咎到各种原因之后认为自己是处于亚健康状态，多数人以"调理调理就好了"的心态，忽略了到医院诊治的机会。又或者，现如今应用电脑、手机的人群庞大，相关的颈椎病概念深入人心，所以部分患有强直性脊柱炎的患者初期都会认为自己是颈椎病，而不会考虑是强直性脊柱炎，考虑不到也很正常，因为大部分人可能连听都没听说过这种病，所以也根本想不到这种病。还有就是腰骶部疼痛，这种症状往往被误认为是腰椎间盘突出疾病，因此延误去医院进行及时检查、治疗，直到疾病恶化，严重影响生活质量，错过治疗的最佳时机。

目前有研究发现，这种疾病与一些致病微生物相关，比如克雷伯菌，它与强直性脊柱炎易感者自身的组织有相同的抗原，通俗的说，就是双方有长的一样的东西，随即被免疫系统错误识别，从而引发异常的免疫应答，出现了组织的损伤。而损伤的病变往往发生在患者四肢的大关节处，以及椎间盘纤维环和附近的结缔组织纤维化与骨化，导致灵活的关节失去弹性，变得僵直。一旦得了这种疾病，大部分人会感到腰背部不适，

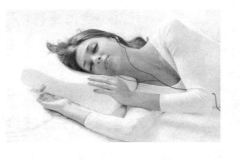

因为该病的发生部位是在骶髂关节与脊柱附着点处。所以，很多患者是在出现了一些症状，觉得不能忍了，甚至忍无可忍了，才会想到去医院看病，比如很多患者常常因为腰背部或骶髂关节出现疼痛、僵直的感觉而前来就医；还有的人会因为半夜疼痛难以入睡而前来就医；还有部分人是因为躺在床上翻身困难，甚至忍到起卧都变得困难时才前来就医。如果已经明确诊断为强直性脊柱炎，除了以上明显的症状外，结合相关的血沉、C反应蛋白、免疫球蛋白IgA等相关检查，检查结果一旦提示目前病情处于活动期，那便需要立刻对症治疗。

## 2. 强直性脊柱炎与类风湿关节炎有什么区别？

小李：大夫，我早晨起来有"晨僵"感，会不会是类风湿呢？

英萍医生：提到"晨僵"，大多数中老年人都晓得，因为患有类风湿关节炎的中老年人很多。强直性脊柱炎也有"晨僵"感，很少有人知道。虽然两者都有"晨僵"，但它们有着本质上的区别，是两个完全独立的疾病。首先，从疾病发生的性别占比上来看，类风湿关节炎的患病男女比例与强直性脊柱炎的患病性别比例正好相反。在患有类风湿关节炎的患者群中，女性占比较大；而强直性脊柱炎的高患病率人群则以男性居多。

同时强直性脊柱炎疾病有家族性的遗传倾向，九成以上的患者存在 HLA-B27 阳性，但类风湿关节炎的遗传性没有强直性脊柱炎明显，且 HLA-B27 阳性率接近正常人。其次，患类风湿关节炎的年龄一般多见于 40 － 50 岁的女性人群；而强直性脊柱炎的发病高峰期则是在 20 － 30 岁的男性，这就能看出性别上明显的不同了吧。这两种疾病虽然都属于人体免疫系统功能紊乱性疾病，但类风湿疾病是大量的类风湿因子侵袭四肢小关节的滑膜，引起滑膜炎症的反应，除此之外还可伴有全身关节肿胀、畸形、疼痛，再严重一些，则可以出现肢体关节的运动功能障碍，上肢多于下肢，造成肢体残疾。如果进行血液标本检查，就会发现类风湿因子检测呈阳性，阳性率达 60% ～ 90%。与类风湿关节炎相比，强直性脊柱炎的病变多侵犯肢体的大关节，下肢多于上肢，做类风湿因子检测时，检测结果大部分为阴性。但要注意的是，骶髂关节炎是强直性脊柱炎疾病中最明显的表现，而在类风湿关节炎中则非常的罕见。最后，在关节外的相关症状表现上，类风湿关节炎多见皮下结节、胸膜炎、巩膜炎，而强直性脊柱炎多以虹膜睫状体炎、血栓性静脉炎为多见。如果你去放射科做检查，你会发现在类风湿关节炎的 X 线检查报告中，往往提示关节周围骨质疏松、骨质侵蚀的结果，很少有关节钙化、骨化的现象，而强直性脊柱炎的患者的相关影像学检查结果则常见骨关节钙化、骨化等骨侵蚀的情况。

### 3. 强直性脊柱炎与腰骶关节劳损有什么区别？

小李：大夫，虽然我是腰背疼痛，但我上网查了一下，腰骶关节劳损也是这种表现，不一定是强直性脊柱炎吧？

英萍医生：在临床上，很多疾病可能拥有相同的症状，但仔细鉴别就会发现，很多症状需要结合起来一起看。比如，强直性脊柱炎会在夜间出现腰背部疼痛，让人难以入睡，甚至入睡之后再次疼醒，休息不缓解症状，在活动之后不适的症状就会减轻，所以很多患者会逐渐发现，只要半夜出现腰骶部疼痛，那就下地活动一下腰部，症状一会儿就会好转，起到了一定的止痛效果。而腰骶关节劳损这种疾病，是由于腰骶部肌肉长时间处于高度紧张状态，相应部位的血管受到周围肌肉压迫，从而造成供血不足，肌肉在长期缺血缺氧的环境下处于无氧酵解的状态，导致乳酸的大量生成，久而久之，正常的肌肉组织便会出现水肿、粘连、萎缩，最终形成肌肉劳损。那么谈到肌肉劳损，我们来一起看看腰骶部关节容易出现肌肉劳损的主要原因是什么？

我们的腰骶关节位于活动度比较大的腰椎与活动度极小的骨盆的连接处，这个部位的骨连接起着"杠杆"的作用，如果受到长期的不当外力影响，则容易受到损伤。腰骶部的关节在行走、站立、坐位等动作中都有相应的负重，一旦关节囊、韧带出现损伤，或者关节面稍有不对称等情况，就会出现疼痛，骶髂关节恰恰是脊柱和下肢之间的重要缓冲部位，抬重物的时候，此处关节最容易受到损伤，一旦出现损伤，主要的表现就是腰部明显的疼痛，活动或劳动之后疼痛不会缓解，反而进一步加重，这个时候如果稍微休息一会儿，疼痛等不适症状反而缓解，还有一点要注意的是，这种关节损伤没有早晨起床后的"晨僵"感。

通过对比两种疾病的不同，我们知道强直性脊柱炎和腰骶关节劳损虽然都有腰骶部的疼痛不适，但两者的疼痛缓解方式截然不同，一个需要活动腰骶部，疼痛才能缓解，而另一个病

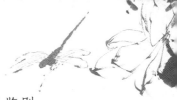

则需要休息，疼痛才会逐渐缓解。所以两者可以明显鉴别。

### 4. 还有什么疾病的症状与强直性脊柱炎相似？

小李：大夫，我得的病会不会是和强直性脊柱炎症状类似的病呢？万一不是强直性脊柱炎呢？我还有得其他疾病的可能性吗？

英萍医生：根据你的疑问，那么我们再回顾一下强直性脊柱炎的临床表现吧，之后再介绍几个和它相似又不同的疾病，前后一对比，你就清楚了。让我们先看看强直性脊柱炎，这种疾病一般是年轻的男性容易罹患，发病的年龄大概在十几岁到三十几岁，起病形式很隐匿，不容易被察觉到，如果出现症状，初期一般是轻度的全身症状，比如浑身无力，身体消瘦，伴有或不伴有低热，食欲差等，逐渐出现骶髂关节的炎性疼痛，伴有相关肌肉的痉挛、萎缩、僵硬感，早晨起床后僵硬感明显，我们称为"晨僵"。有的人会出现夜间骶髂部位疼痛，不能入睡，随着病情发展，整个脊柱或下肢运动都会受到限制，骨骼也会出现畸形。

我们再看看和强直性脊柱炎相类似的疾病还有哪些。

（1）椎间关节退变的临床表现：椎间关节退变的情况一般见于成年人，在年龄增长的过程中，人们有不同程度的搬运重物、过度活动等情况，腰椎经历着各种过度的重量负荷，或者因为一些体力劳动的活动特点而不断重复的磨损，导致脊椎出现轻微的损伤，会促使脊椎出现退行性改变。在脊柱的椎间关节退变中，腰椎退变最常见，其次是颈椎。椎间关节退变主要表现为腰部的钝痛、胀痛，严重的情况会因为疼痛而影响我们的行走能力。除了以上导致椎间关节退变的诱发因素之外，还有外伤、先天发育等，这些因素都会导致人的椎间关节的小关节面之间的骨质密度增加，骨边缘不整齐，有的上关节突的尖端向上、向外延伸，出现骨刺，甚至会出现小关节之间的错位。

（2）棘突畸形和假关节形成的临床表现：正常人的腰椎后部延伸出来的两个棘突之间是保持一定距离的，但由于一些先天因素，比如棘突过长、腰椎过度前凸，骶骨处于水平的位置，或者由于椎间盘退变，致使椎间隙变得狭窄，这个时候，会使两个椎骨间的棘突距离变小，腰部运动时会使两个棘突互相碰撞接触，从而在接触的边缘发生骨质的硬化，并且向两侧增生，增生到一定程度后，甚至可以形成一种类似假关节的情况。棘突畸形有游离棘突，还有杵臼棘突和接触棘突，这些类型的棘突畸形，一旦向后部做伸展腰背的动作时，会产生腰部腿部的疼痛。

（3）腰部陈旧性扭伤的临床表现：腰部陈旧性扭伤也多见于成年人，是由于一些过度的体力劳动或大幅度的运动之后出现的，一般受伤时间在2～3周以上，没有及时或得到正确的治疗，导致腰部肌肉在扭伤后出现痉挛，使受伤的肌肉组织无法得到有效的修复，从而发生纤维性的愈合，部分人会遗留不适症状。例如反复出现局部的疼痛、按压痛，甚至活动受到限制。有的人会出现因为气候的变化而波动出现症状加重的现象。

（4）骨质疏松的临床表现：骨质疏松是老年人群中最常见的一种常见代谢性骨病，随着年龄的增长，人体的生理功能下降，代谢功能减退，逐渐出现钙吸收障碍，结合多种因素的干预，一旦骨骼的机械应力下降，就会导致骨骼发生骨折的情况，继而导致周围肌肉组织进一步出现结构的破坏，从而影响骨结构的改变，比如增生、变形等，一旦周围的神经组织受到压迫，就会出现腰背部的疼痛不适。

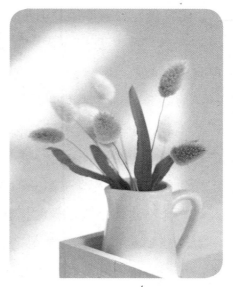

（5）腰椎间盘突出引起的腰痛特点：腰椎间盘突出的情况可以在任何年龄段发生，而且起病较急，一般多见于抬重物等情况之后迅速发作，腰部疼痛的症状持续时间较强直性脊柱炎短。虽然两种疾病都有腰痛的症状，腰椎间盘突出的腰痛在活动后会进一步加重，早晨起床时没有晨僵症状，到医院检查直腿抬高试验及加强试验都呈阳性。

（6）银屑病的临床表现：银屑病，老百姓称为"牛皮癣"，这种疾病不仅只侵害我们的皮肤，它也可以引起关节的炎症，在关节炎症状方面的表现，有的时候它和强直性脊柱炎十分相似，也会出现骶髂关节炎和脊柱韧带的钙化。但与银屑病相关的关节炎往往是单侧骶髂关节受累，椎旁两侧的韧带钙化不对称，注意有效的鉴别。所以当你患有银屑病，也出现了腰骶部的症状，这时要去医院进一步检查以明确病因。

## 5. 强直性脊柱炎的初期表现是什么？

小李：大夫，有人说我应该早点来看病，可我一开始并不觉得很难受，如何知道自己有可能已经得了强直性脊柱炎呢？

英萍医生：通常在 30 岁以下的年龄段里，不会出现腰部疼痛不适感，除非受到外伤或者有先天的问题。强直性脊柱炎这种疾病大概在 16—25 岁的年轻人群中发病，而且在性别上有一定的差异性，主要集中在年轻的男性人群中。如果是男性，还很年轻，出现了无明显诱因的腰部不适感，要立即警觉是不是患有强直性脊柱炎这种疾病。这种疾病一般起病比较隐匿，连身边最亲近的人也不容易察觉，很难被发现，初期连患者本人都感觉不到什么明显异常，就算感到了一些异常，也会忽略，因为这些症状很容易被其他的事情转移注意力，从医学角度来讲，就是早期可以没有任何临床症状，亲人和自己都感知不到，这是比较可怕的。年轻人平时工作忙一些，娱乐生活多一些，偶尔有些疲劳感也是司空见惯的。但是如果你没有什么过度的体力消耗等活动，就经常出现浑身无力、乏力、体力不支，或者发现近期体重开始下降，有明显的消瘦，甚至有人感觉自己经常出现长期低热，或者间断性的发热，不爱吃东西，看什么都没有食欲，一段时间下来可能会因此出现轻度的贫血症状，这就是信号，即使这些症状并不会影响你的生活或工作，但也要高度警惕。这些看似不疼不痒的症状由于得不到年轻人的关注，甚至认为自己有可能是近期工作劳累，或者是感冒导致的体能下降等，一直拖延到疾病的后期，这就延误了病情，错过了最佳的治疗时机。

所以，我们得知道强直性脊柱炎的初期表现，以防患于未然，首先就是连续 3 个月以上的腰部疼痛，以及腰部的僵硬感，这种僵硬感往往在早晨的时候特别明显，如果你想躺下来再休息一会来缓解上述的症状，可能会让你失望了，因为这种症状恰恰是不能用休息来缓解的，而是要活动起来，一旦你走动起来，症状很快会改善。除了腰部疼痛和腰部僵硬感之外，还有就是一侧或两侧的坐骨神经痛，这种疼痛一般没有明显的外伤病史，也没有前期的扭伤史，没有特殊原因的就出现了一侧或双侧的腰部、臀部疼痛，同时向大腿的后侧、小腿的后外侧，以及足部的外侧放射性疼痛。走路的时候，或者改变体位的时候，疼痛症状会变得严重，仰卧时抬起疼痛的患侧肢体，会有抬高受限。在强直性脊柱炎的早期症状中，还有反复出现的关节肿痛症状，这种症状往往多见于下肢的膝关节和踝关节，伴有没有明显外伤或感染情况的关节腔积液。虽然是早期情况，但如果及时到医院进行 X 线检查，可以发现骶髂关节轻微的改变了。当然还要配合其他的检查项目，具体内容，在诊断部分会详细讲解。

## 6. 强直性脊柱炎的中期表现是什么？

小李：大夫，如果早期没有发现是强直性脊柱炎，那这种病发展到一段时间后，表现又是什么样子呢？

英萍医生：如果早期没有及时发现，慢慢发展到了中期，早期所有的症状都会进一步加重，除了腰部的疼痛之外，还会出现颈部疼痛，背部疼痛，髋关节周围疼痛，膝部、肩部甚至肋间神经疼痛，由于这些疼痛症状的出现，患者会出现很多动作的活动受限。这个时候查 X 线片，就会发现检查报告里的内容会是：骶髂关节面破坏，关节边缘模糊，间隙变窄，囊性改变等。简单来说，强直性脊柱炎疾病发展到中期时，除了腰部明显的症状外，还有其他多处关节的疼痛，伴有典型的 X 线影像变化。

## 7. 强直性脊柱炎的晚期表现是什么？

小李：大夫，强直性脊柱炎发展到最后会出现什么样的症状？

英萍医生：强直性脊柱炎发展到晚期的时候会出现驼背畸形，这个时期的脊柱变形非常严重，当你查X线片的时候，会发现骶髂关节已经融合固定，像竹节一样。发展到这个阶段，脊柱损伤严重，治疗难度大大增加，而且这个时期的患者往往出现持续性疼痛，消瘦，无力，肌肉也会随之出现萎缩，由于脊柱的畸形，内脏也会受到一定程度的挤压，严重影响患者正常的生活。所以针对这种疾病，早期发现，早期治疗是重中之重。

## 8. 强直性脊柱炎的关节病变有什么表现？

小李：大夫，得了强直性脊柱炎，会不会像得了类风湿一样，关节都变形呢？

英萍医生：是的，但变形的关节和类风湿疾病不一样。患有强直性脊柱炎的人，多数会有关节病变。我们老百姓一听到"关节"，首先就想到手指、胳膊肘、肩膀、膝盖等这些能屈曲旋转的关节，其实，除了这些活动度大的关节之外，还有一些不能屈曲伸展并旋转活动的关节，叫"不动关节"，这些不动关节就是我们的腰骶关节、骶尾关节。强直性脊柱炎绝大多数首先侵犯的关节就是我们的骶髂关节。随着病情的发展，病损会逐渐向上发展到我们的颈椎关节。少数人群可能发病的时候就是从颈椎关节开始，或者是颈椎、胸椎或腰椎等几个脊柱节段同时受到侵犯而发病。早期这些被侵犯的关节会出现炎性疼痛，而且伴有周围肌肉的痉挛和僵硬感，这些感觉往往在早晨刚起床的时候最明显。有些人会出现夜间腰骶部的疼痛，甚至影响睡眠，活动之后或服用一些止痛药，症状才能缓解。如果你一直强忍病痛，随着病情的进一步发展，疼痛会慢慢减轻的，但此时此刻你不要认为疼痛减轻就是疾病缓解了，其实这个时候各脊柱节段的关节活动已经发生了活动受限的情况，甚至出现腰骶关节的畸形，发展到晚期的时候，整个脊柱和你的下肢会形成弓形，那么整个人看起来是一副僵硬的前屈体态。

## 9. 强直性脊柱炎的骶髂关节炎症是什么表现？

小李：大夫，得了强直性脊柱炎之后，我的腰下部总是疼痛，这是为什么呢？

英萍医生：根据目前的研究调查，大约 90% 的强直性脊柱炎患者发病的首要表现就是骶髂关节炎，随着病情的进展，病损逐渐向腰椎、胸椎、颈椎的方向发展。当炎症局限在骶髂关节时，那么一定会有反复出现的腰骶疼痛和僵硬的感觉，有的人会出现间断性的腰部疼痛，有的人会出现腰部两侧的交替性疼痛和两臀部的疼痛，这种疼痛可以放射到大腿，除了疼痛，可能找不到什么阳性的体征，直腿抬高试验也会是阴性。但是如果你直接用手去按压疼痛处，可以诱发加重疼痛感，当然，你要是伸展骶髂关节，也可以引起疼痛。有一部分患者，他们的骶髂关节炎症症状不是很明显，疼痛也不明显，到医院做 X 线检查才发现骶髂关节的结构出现了异常的改变。

## 10. 强直性脊柱炎的腰椎病变是什么表现？

小李：大夫，自从我得了强直性脊柱炎，感觉腰部的活动变得越来越笨拙了，甚至做一些常见的动作都有困难，这是为什么呢？

英萍医生：这种表现在强直性脊柱炎患者当中比较常见。一般情况下，强直性脊柱炎患者的腰椎受累以后，后背下方及腰部会感到活动受到限制，运动不自如，不灵活。例如，做腰部向前弯曲的动作、腰部向后背伸的动作，以及身体侧弯和转动腰部等动作的时候，这些动作全部会受到限制，而且转动过程中均会出现不适感。如果到医院专科检查，体查过程中会发现腰椎棘突处有明显压痛，两侧腰部的肌肉有痉挛的现象。如果不及时就医，一直拖延不进行正规的治疗，后期会出现腰部肌肉的萎缩，加重腰部无力的症状。

## 11. 强直性脊柱炎的胸椎病变是什么表现？

小李：大夫，我从一个病友那里听说，得了强直性脊柱炎，胸椎也会出现病变，那胸椎的病变是什么表现呢？

英萍医生：确实是这样的，强直性脊柱炎对我们的胸椎也有影响。一旦病变的损伤侵蚀了胸椎，就会出现驼背的现象。通常胸椎受到损害的患者，会出现胸廓前后左右明显的疼痛不适的感觉，也就是我们的前胸、两侧侧胸及后背的部位。当病情发展到一定程度时，就会形成驼背畸形。当病变侵犯肋骨脊椎关节、胸骨柄与胸骨体之间的关节、胸骨与锁骨之间的关节和两侧肋软骨间的关节的时候，患者就会有一种明显的胸部被带子绑住一样的束带感胸痛，在我们做吸气运动时，胸廓扩张程度明显受到限制，限制的程度大概是什么比例呢？胸廓扩张能力大概降低到正常人的50%以上，当患者呼吸、咳嗽、大笑、打喷嚏等都会使胸部疼痛的症状加重。为了避免疼痛的加重，有的患者甚至一直保持一种相对独特的呼吸状态——呼气状态。为了保证能吸入足够的氧气，大部分呼吸受限的患者都会选择腹式呼吸的方式来缓解胸廓受限所带来的痛苦。脊柱的炎性变化导致周围的肌肉出现痉挛、僵硬、萎缩，所以相应的减小了胸腔与腹腔的容量，这样就会导致胸腔与腹腔内的脏器受到挤压，导致器官功能出现障碍的连锁症状。

## 12. 强直性脊柱炎的颈椎病变是什么表现？

小李：大夫，听说有的人得了强直性脊柱炎，颈椎也痛，这是真的吗？

英萍医生：是真的。强直性脊柱炎以颈椎部位疼痛为首要发作症状的人相对较少，这部分人一般表现为从颈部到头部及上臂处的一种放射性疼痛。有的人一开始以为自己得了颈椎病，认为放放风筝，数数楼层，或者练习"小飞燕"的动作就能好起来，从而延误了病情。强直性脊柱炎以颈椎炎为首发的患者，往往伴有颈部肌肉的痉挛性疼痛，随着病情的发展，颈部肌肉逐渐出现萎缩性僵硬，如果继续任其发展，就会造成颈椎、胸椎后凸畸形。这时，患者的头部活动会受到明显的限制，比如不能抬头，不能转动头颈部，也不能侧弯头颈部，严重的会出现头颈部固定在前屈位，导致患者被动的出现视野范围的缩小，不能抬头平视。这样的骨性病变导致患者的生活质量大幅度下降，给患者的心理也造成了不可逆的创伤。

## 13. 强直性脊柱炎的周围关节病变是什么表现?

小李：大夫，强直性脊柱炎会侵犯我们的手指、脚趾关节吗?

英萍医生：有人也问过我同样的问题，简单地说，强直性脊柱炎和类风湿疾病所侵犯的关节不同。强直性脊柱炎一般侵犯的人体关节是以大关节为主的，极少侵犯到肘、腕及足部的关节。专家发现大概一半的强直性脊柱炎患者会在病程中出现短暂的、急性的周围关节炎的表现，在这些人中，约有1/4的人会遗留永久性的周围关节损害。这种情况虽然一般发生在较大的关节中，但主要以下肢大关节受侵害为主，上肢大关节次之。如果强直性脊柱炎的病变侵犯到了下肢膝关节，那么患者的膝盖部位会出现弯曲，行动也会因此变得僵硬笨拙，甚至连基本的行走、坐、卧、站立等这样的日常生活动作都很难完成，严重地影响日常生活质量，有的人连基本的生活自理也无法完成，需要随时有人护理照顾。当患者的肩部关节受到侵犯时，肩关节在活动的过程中会有明显的疼痛，同时感受到明显的活动受限，尤其是向上抬胳膊时最为明显，比如用木梳梳头的动作。除此之外，患者的耻骨联合部位、骨盆上缘、坐骨结节、股骨大粗隆、足跟等部位都可能受到累及，初期会出现相关局部软组织的水肿，伴有明显的

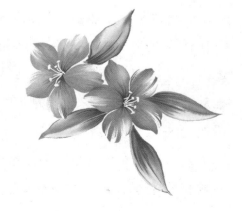

疼痛，到了疾病的晚期关节处会变得粗大。

## 14. 强直性脊柱炎一定会出现驼背畸形吗？

小李：大夫，听说得了强直性脊柱炎的人会驼背，这是真的吗？

英萍医生：对于强直性脊柱炎的患者，疾病发展到了晚期可出现驼背畸形的情况。但驼背畸形也不见得是强直性脊柱炎的专利。比如脊柱骨关节炎，这种多见于老年人的疾病，可见胸腰段为中心的圆背畸形。还有脊柱结核的患者，不仅有驼背畸形，往往还伴有结核中毒的症状，多为角状畸形。而强直性脊柱炎的驼背畸形是以胸腰段为中心的圆背畸形，查体同时可以见腰椎前凸消失，X线检查可发现椎体前沿的正常凹陷消失，有方椎表现。

## 15. 强直性脊柱炎对人类有哪些危害？

小李：大夫，强直性脊柱炎会影响到那么多的器官，将来我是不是会卧床不起，变成一个无用的人呀？

英萍医生：任何疾病，发展到最严重的阶段或并发了一些其他严重疾病后，基本都是卧床状态，强直性脊柱炎也不例外，但卧床不起不代表无用，你看世界著名的物理学家霍金先生，他瘫痪在轮椅上几十年，但是创造了很多科学理论神话，这种不屈不挠的精神是值得我们学习的，躯体虽然不能工作了，但我们的大脑依然可以奋斗不止。在这个世界上，有很多比强直性脊柱炎还可怕的疾病，关键是我们用什么样的心态来面对这种疾病。强直性脊柱炎这种慢性炎症性疾病确实对患者本人，对患者家庭，以及社会造成多方面的、比较大的负担。因为它主要发生在对社会作用最大的年龄段——青壮年身上，而且男性患者明显多于女性患者，随着发病时间的延长，蚕食着患者的身体健康和心理健康。如果得不到及时治疗，或者误治，都可能导致残疾，为了更清楚直观地了解这种疾病所带来的负面影响，增强对它的警惕性，我们简单总结一下强直性脊柱炎对人类的危害。

（1）强直性脊柱炎主要侵害的部位就是人类的脊柱。在人类的脊柱中包裹着脊髓，脊髓发出很多神经到肢体末端，例如运动神经、感觉神经，它们通过脊柱的骨性结构进出我们的脊髓，传递着信息，所以这个关键部位的外壳——脊柱一旦出现病变，必然会影响运动和感觉的信息传递，进而影响到患者的生活能力。这个疾病起病隐匿，不容易被察觉，一旦症状明显了，再去医院进行检查，基本已经发展到一定阶段。

（2）强直性脊柱炎给患者的生活带来诸多不便，诸多病痛席卷全身，由于该病的致残率高，得了此类疾病的患者容易出现抑郁、焦虑，甚至厌世，所以对心灵的创伤也是巨大的，要保持良好的心态面对疾病非常重要，此时，家属、朋友的陪伴与开导至关重要。

（3）强直性脊柱炎属于自身免疫性疾病，会侵犯身体的多个器官，这部分内容在后面的章节中会有相应介绍，比如心脏、视觉、听觉、呼吸系统、神经系统等部位都会被累及，久而久之造成各种合并症状的发生，经济负担进一步加大，患者的身体与精神上的痛苦也会进一步加重。

所以针对这种疾病，一些类似的相应症状一旦出现，一定提高警惕，及时就医，及早发现，对症治疗越及时，后期出现的危害就会越小。

> **看 病 攻 略**
>
> 强直性脊柱炎发病隐匿，容易被忽略，所以一定要对这种如温水煮青蛙一样的疾病进行快速、点对点地"击中要害式"识别。该病最典型的症状就是夜间腰骶部疼痛，伴有明显的晨僵，活动后症状好转。有此类疾病家族史的人群，出现以上症状一定要警惕患有此病的可能性。没有家族史的人群，出现以上症状，快速到风湿骨病专科或医院就诊。

## 第二讲　为什么会得强直性脊柱炎

### 1. 强直性脊柱炎是多发病吗？

小李：得我这种病的人多不多？

英萍医生：总体来说，得你这种病的人不算特别多，但是强直性脊柱炎地区分布特别广，在全世界也存在一些明显的种族及地区差异。总的来说，白种人患病率较高，而美国的黑人、非洲人、日本人等患病率较低。在我们国家，气候多样，幅员辽阔，民族众多，所以对强直性脊柱炎的患病率多少还缺乏深入的调查，个别地区，比如汕头地区做过 3 次流行病学调查，患病率为 0.2% ～ 0.32%，这个结果和北京、广东地区相近，而东北黑龙江地区患病率仅仅为 0.09%。总体估计，在我国 13 多亿人口中患者数约为 400 万。这些数据说明强直性脊柱炎发病有种族遗传差异性，而这种差异性可能与各种族间 HLA-B27 基因携带频率不同有关。

## 2. 多大年纪的人容易患强直性脊柱炎？

小李：刚才听您介绍，得这种病的都是年轻人是吗？

英萍医生：强直性脊柱炎可能发生在任何年纪，一般都是在 10 － 40 岁发病，发病高峰一般在 15 － 35 岁，平均年龄为 25 岁，很少有在 8 岁以前和 50 岁以后发病的病例。

## 3. 在强直性脊柱炎患者中，男性多还是女性多？

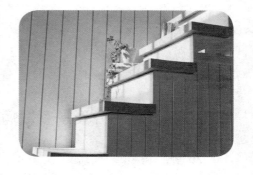

小李：我听说这个病男的得的多，我要是个女生，是不是得病的概率就小了？

英萍医生：也不能这么说。早些年有人认为强直性脊柱炎患者男多于女，比例约为 10：1，我国国内报道男女之比为 10.6：1。但是现在的研究表明，本病在男女比例上的分布几乎相等，3：1 ～ 2：1，只不过女性患者起病多隐匿，发病较缓慢，并且病情较轻。与女性相比，男性患者病情较重。近年来，随着诊断水平不断提高，并且医师对此病警惕性逐渐提高，被明确诊断的女性患者也越来越多了。

## 4. 男女性强直性脊柱炎患者在临床上有什么区别？

小李：那是不是女性患者比男性患者病得轻？

英萍医生：男女性强直性脊柱炎患者在临床上确实存在差异。从病程来看，男性病程为 1～33 年，平均（9.17±6.49）年，女性病程为 3 个月至 23 年，

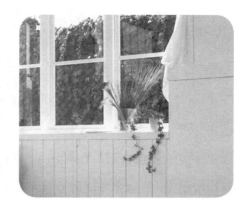

平均（8.07±5.91）年，女性平均病程要比男性患者短。

从最开始的症状来看，男性患者多以炎性背痛为首发症状者多于女性，同时女性以外周关节炎为首发症状者则多于男性。

从临床症状上看，男性患者更多地表现为进行性脊柱和髋关节病变，女性则以外周关节受累为多见，比如累及肘关节、手关节、膝关节等。而发热、脱发、口腔溃疡、结节性红斑、口干眼干、阳性家族史、葡萄膜炎等症状，男性与女性则无明显差别。

近年来对于男女性强直性脊柱炎患者病情差异原因做的研究也越来越多，有人认为这可能与女性生理结构有关，比如女性骶髂关节耳状面较光滑、间隙比男性宽并且周围韧带较松弛。也有学者认为，造成男女性强直性脊柱炎患者临床特点出现差别的另一个原因也可能是性激素水平的问题，但目前还没有确切的研究能证明这个事实。还有人觉得强直性脊柱炎的男女患者临床表现差异可能与 ANKH 基因相关，简单来说，就是 ANKH 基因在遗传过程中，与男性相关的内含子遗传标记位于

ANKH 的 3′ 端,而在女性中该基因的内含子遗传标记则是在 5′ 端,这应该可以部分解释男女之间的差异。

### 5. 什么是 HLA-B27 基因?

小李:英萍医生,你刚才提到一个 HLA-B27 基因,这是什么东西啊?

英萍医生:HLA 是 3 个英语单词的大写字头,H 代表人(Human),L 代表白细胞(Leukocyte),A 代表抗原(Antigen),合起来就是人类白细胞抗原。HLA 是组织细胞上受遗传控制的个体特异性抗原,最早是在白细胞和血小板上发现的,现在发现这个抗原广泛分布在皮肤、肾、脾、肺、肠和心脏等组织器官有核细胞的细胞膜上。

总体来说 HLA 抗原可分为三类: Ⅰ 类分子为 HLA-A、HLA-B、HLA-C 系列抗原,广泛分布于各组织有核细胞表面,包括血小板和网织红细胞,成熟的红细胞一般不含 HLA 抗原; Ⅱ 类分子为 HLA-D/DR、HLA-DP、HLA-DQ 系列抗原,主要在 B 细胞和抗原提呈细胞上表达; Ⅲ 类分子为补体成分。

HLA-B27 基因属于 Ⅰ 型基因,基本上都在人身体里所有有核的细胞上表达,尤其是在淋巴细胞的表面上含量丰富。HLA-B27 抗原的表达与强直性脊椎炎的关系不是这几年才发现的,早在 20 多年前这种高度相关性就被人们发现了,有超过 90% 的强直性脊椎炎患者的 HLA-B27 抗原表达都是阳性。因为强直性脊椎炎的症状与许多疾病都相类似,而且难以确诊,所以 HLA-B27 的检测在强直性脊柱炎中的诊断有重要的意义。

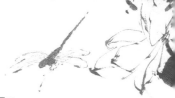

## 6. HLA-B27 基因与强直性脊柱炎关系大吗?

小李：基因因素直接影响我得这个病吗，可是我的父母也没有这个病啊，怎么我会得病？

英萍医生：目前研究发现，遗传因素在强直性脊柱炎的发病中具有重要作用，其中 HLA-B27 基因与强直性脊柱炎发病关系密切。根据流行病学调查，强直性脊柱炎患者 HLA-B27 基因阳性率高达 90%～96%，普通人群中 HLA-B27 基因也可能呈阳性，但阳性率比较低，仅 4%～9%。反过来说，HLA-B27 基因阳性者，强直性脊柱炎发病率为 10%～20%，而普通人群发病率仅为 1‰～2‰，相差约 100 倍。在我国汉族人群中，有 69%～97% 的强直性脊柱炎患者 HLA-B27 抗原为阳性，而在健康人群中，HLA-B27 抗原阳性率仅为 5%～7%。也就是说有可能你的父母携带 HLA-B27 基因，但是并没有发病。

有几种假设可以解释 HLA-B27 与脊柱关节病的关系：① HLA-B27 充当一种感染因子的受体部位；② HLA-B27 是免疫应答基因的标志物，决定对环境激发因素的易感性；③ HLA-B27 可与外来抗原交叉反应，从而诱导产生对外来抗原的耐受性；④ HLA-B27 增强中性白细胞活动性。

## 7. 强直性脊柱炎一定会遗传吗?

小李：那是不是我得了这个病，我的孩子也会得病，我还能要孩子吗？

英萍医生：遗传因素确实在强直性脊柱炎的发病中具有重要作用。有人做过这样的报道，强直性脊柱炎一级亲属患强直性脊

柱炎的危险性比一般人高出 20～40 倍，国内调查强直性脊柱炎一级亲属患病率为 24.2%，比正常人群高出 120 倍。HLA-B27 阴性健康者，亲属发生强直性脊柱炎的概率远比 HLA-B27 阳性强直性脊柱炎患者亲属低。所有这些说明 HLA-B27 在强直性脊柱炎发病中是一个重要因素。

但是，HLA-B27 阳性者并不全部都发生脊柱关节病，而且有 5%～20% 脊柱关节病患者检测 HLA-B27 呈阴性，除了遗传因素外，还有其他因素影响强直性脊柱炎的发病，HLA-B27 在强直性脊柱炎表达中是一个重要的遗传因素，但并不是影响本病的唯一因素。因此，通过改变生活环境及后天的预防，还是可以适当地避免这个疾病的发生的，并不影响你孕育下一代。

## 8. 遗传基因只有 HLA–B27 吗？

小李：如果我 HLA-B27 表达是阴性，是不是就不会遗传给我的孩子？

英萍医生：强直性脊柱炎的易感性遗传抗原大部分由 HLA-B27 决定。但也有一些其他基因，比如 HLA-B 家族中除 HLA-B27 以外的基因、HIA-DR 基因、LMP 和 TAP 基因、MICA 基因，这些都与强直性脊柱炎的发病有关，只是携带者较少而未被过分关注。

## 9. 除遗传因素外, 还有哪些因素会影响强直性脊柱炎？

小李：那还有哪些因素会导致这个疾病发生？

英萍医生：近年来，现代医学对强直性脊柱炎发病原因及机制的研究取得了很大进展，但尚未完全明确，一般多认为与遗传、环境、内分泌失调及自身免疫功能有关。除了遗传因素外，还包括以下因素。

（1）环境因素：这个环境因素一般认为与感染有关。据国内外大量与细菌感染相关的报道显示，强直性脊柱炎的感染病灶包括胃肠道、上呼吸道和泌尿生殖道，但只发现胃肠道和上呼吸道感染与疾病活动有关，这些感染一般为多种细菌，以及衣原体、支原体的感染，尤其是肺炎克雷伯菌。

另外，有国外研究称，大约有6%的强直性脊柱炎患者合并溃疡性结肠炎，还有很多报道证实强直性脊柱炎患者肠炎的发病率要比正常人高。

所以环境因素，也包括饮食卫生对于强直性脊柱炎患者尤为重要。

（2）内分泌因素：刚才咱们也提到了，男女性强直性脊柱炎患者在临床症状、病程、发病年龄等方面存在一些差异，比如男性发病率高、发病高峰年龄比较年轻化，女性患者在妊娠后疾病的症状开始出现，性激素还对免疫功能的调节有一定影响，所以有人针对这些差异做了一些思考和研究，认为雄激素在强直性脊柱炎的发病机制中可能起一定程度的作用。例如有国外的研究发现，强直性脊柱炎患者血清促黄体生成激素升高，雌二醇与睾酮比值倒置，睾酮水平减少，雌二醇水平轻度升高，用绒毛膜促性腺激素治疗后，雌二醇水平增加，雌二醇与睾酮比值转为正常，同时胸廓活动度、外周关节炎症状、腰痛、晨僵等症状也得到了明显的改善。这是其中一个方面。还有一些专门针对女性患者的临床研究，比如有人对处于疾病活动期的女性患者卵巢功能进行了研究，发现未停经的患者促卵泡激素

（FSH）、促黄体生成素（LH）、催乳素和雄烯二酮水平正常，雌二醇水平较非活动期患者显著降低，孕酮水平也比正常人低。

　　另外还有一些研究发现，不同性别患者之间 HLA-B27 水平存在差异，这种差异也提示强直性脊柱炎可能与体内激素水平有一定的关系。

　　此外，有研究发现，强直性脊柱炎患者中存在下丘脑 - 垂体 - 肾上腺轴受损的情况，原因在于对这类患者注射促肾上腺皮质激素后患者体内的激素分泌无显著增加，这也提示内分泌因素很可能是强直性脊柱炎的一个致病因素。

　　（3）自身免疫因素：在强直性脊柱炎患者体内，各种免疫细胞会出现异常。部分患者的免疫球蛋白会升高，而且用免疫抑制药治疗有效，这些现象揭示一个问题：强直性脊柱炎与免疫密切相关。比如在临床诊察过程中，发现强直性脊柱炎患者多有迟发性的超敏反应低下，强直性脊柱炎的患者 90% 以上血清中虽然类风湿因子阴性（缺乏抗自身变性 IgG 抗体），但是活动期强直性脊柱炎患者外周血中 IgG、IgM，尤其是 IgA 水平经常增高，这说明强直性脊柱炎患者可能同时有细胞免疫功能低下和体液免疫功能活跃。但是目前关于强直性脊柱炎患者体液免疫增强的临床报道比较一致，而关于细胞免疫的临床报道则存在分歧。不管怎么说，现在一致的研究发现，强直性脊柱炎患者骨、关节及滑膜组织内有大量炎性 T 细胞、单核 - 巨噬细胞浸润，而且存在 T 细胞应答和 $Th/Th_2$ 细胞因子平衡偏移，这些都说明强直性脊柱炎与免疫的相关性还是很大的。

　　（4）细胞因子：这里面包括 Th 细胞、趋化因子和 IL-8，我一个一个向你解释。Th 细胞中 $Th_1/Th_2$ 失衡与多种自身免疫性疾病的病理性炎症有关，这个刚才咱们说过了。趋化因子中以 IP210 为代表，它主要由单核细胞、成纤维细胞和内皮细胞在受干扰素 2 刺激后产生，它在 T 细胞向炎症部位的迁移过程中发挥重要作用。IL-8 则主要是引导中性粒细胞变性及脱颗粒的因子，是中性粒细胞激活和迁移的重要调节因子，以及进入损伤组织的重要介质，它在损伤病理过程中具有重要作用。

（5）瘦素：瘦素（leptin）是一种由肥胖基因（Ob）编码的分泌型蛋白质，其结构与很多细胞因子相似，在生殖、造血免疫和其他神经内分泌系统均有一定作用。强直性脊柱炎患者血清瘦素水平明显升高。

（6）Ⅱ型胶原和蛋白聚糖：Ⅱ型胶原和蛋白聚糖主要在软骨中，有研究认为这两种物质可能是强直性脊柱炎自身免疫反应的候选目标。虽然Ⅱ型胶原诱导的关节炎模型类似类风湿关节炎，但用蛋白聚糖免疫的动物模型却显出典型的强直性脊柱炎特征。

## 10. 强直性脊柱炎还会影响哪些脏器？

小李：得了这个病以后还会不会有其他并发症？

英萍医生：强直性脊柱炎的全身表现轻微，除了会累及关节外，少数重症患者还可能侵犯全身多个系统，比如虹膜炎、心脏、肺、肾、前列腺、神经和肌肉等。

（1）葡萄膜炎或急性虹膜炎：反复发作性的虹膜炎是强直性脊柱炎最常见的并发症，典型的起病方式为单侧的急性病变，主要症状包括眼痛、畏光、流泪和视物模糊等，角膜周围充血和虹膜水肿，在裂隙灯下检查可见前方大量渗出和角膜沉积，有的眼部炎症甚至可激发自发性前房积血。虹膜炎与脊柱炎的严重程度和疾病的活动性都有关系，也就是说病程越长越容易发生，既往有关节炎病史及泌尿系统感染病史的患者更为多见，若不治疗，可引起青光眼，甚至失明。也有个别患者的眼部症状可能发生在关节症状之前，这样的患者，在出现眼部疾病的时候，可能并不晓得自己就是强直性脊柱炎的潜在人群。一般来说，并发的眼部疾病往往可以不经过治疗便自愈，医学上称为"自限"，有时用一些激素类的药物对症治疗，也可以缩短眼部疾病的病程。但注意对症治疗的重要性，防止出现非对症治疗，而延误病情。

（2）心脏：心脏病变也是强直性脊柱炎较为常见的并发症，但是临床上只有约 1/3 的患者出现临床症状。心脏病变的表现可以为主动脉瓣关闭不全、主动脉瓣炎、主动脉瓣纤维化、二尖瓣关闭不全、二尖瓣脱垂、心脏增大、房室传导阻滞、心肌炎等。其中炎症和瘢痕可能导致瓣膜环扩张、钙化，造成动脉瓣关闭不全，而瓣膜关闭不全（主动脉瓣和二尖瓣）又会进一步导致心脏负荷的增加，使左心室肥厚扩张，严重的可能发生左侧心力衰竭、全心衰竭或阿 - 斯综合征。如果病变累及冠状动脉，可发生心绞痛。炎症或纤维组织增生及传导系统引起不同部位、不同程度的传导阻滞，进一步引起阿 - 斯综合征。合并心脏病变的强直性脊柱炎患者一般年龄较大，而且病史较长，合并外周关节病变相对较多，全身症状明显。

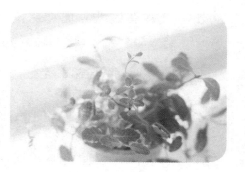

（3）泌尿系统：泌尿系统病变在强直性脊柱炎病例中也有不少报道，主要表现为淀粉样变性，出现蛋白尿，镜下血尿，伴有 C 反应蛋白增快、血沉增快。肾脏的淀粉样病变可以使患者丧命。个别患者有 IgA 肾病，有大部分强直性脊柱炎血尿患者血样中检测出 IgA 免疫复合物，部分患者还可能出现慢性前列腺炎。

（4）肺部：强直性脊柱炎的病情发展到一定阶段的时候，会出现咳嗽、喘息甚至咯血的症状。但这种情况主要是在该病发展的后期，与病程有关，一般为 15 年以上，患者由于长期受到病痛的折磨，整体健康情况每况愈下，一旦免疫力下降，或者由于脊柱的畸形而不能自理卧床等原因出现坠积性肺炎，这种情况下患者容易反复出现肺炎或者胸膜炎。少数强直性脊柱炎患者在后期做胸部 X 线或肺 CT 的时候，会发现肺叶斑点状不规则的纤维化病变。强直性脊柱炎累及肺部均限于双上肺，这可能与肋部等处病变导致通气不良有关，也有人认为上肺为克雷伯菌易感染部位所致。另外，胸廓硬化也是强直性脊柱炎久病后常见的并发症，这种情况也见于病程较长的病例，一般见于数年甚至十多年以后，主要表现为胸痛，多累及上胸，以胸锁关节、肋胸关节、柄胸联合及胸骨上移多见。

（5）神经系统：神经系统症状多发生在病程晚期，部分研究报道与强直性脊柱炎并存的神经系统疾病有多发性硬化、帕金森病、癫痫、肝豆状核变性等。还有一部分研究报道强直性脊柱炎可能合并马尾综合征、脊髓和周围神经受压，前者表现为阳痿、夜间尿失禁、膀胱和直肠感觉迟钝、踝反射消失等，后者表现为四肢末端麻木、感觉迟钝、烧灼感等。还有部分患

者表现为肌肉僵硬、骨损伤及肌腱疾病等。

（6）肌肉病变：强直性脊柱炎患者也可能出现肌肉病变，但是所有的病例都有不同的改变，比如肌肉的假性肥大、菱角状萎缩等。也有人认为强直性脊柱炎引起的肌肉损害可能与脊神经根炎而使脊柱旁肌肉受累。

（7）血液系统：强直性脊柱炎患者中血液系统并发症较为少见。有个别报道显示强直性脊柱炎合并阵发性睡眠性血红蛋白尿（PNH），该例患者同时存在此两种疾病的特征。那么什么是阵发性睡眠性血红蛋白尿呢？那是一种后天获得性造血干细胞病，其成熟红细胞大多数存在细胞膜病变，易被补体破坏导致血管内溶血。强直性脊柱炎有家族遗传倾向，而阵发性睡眠性血红蛋白尿与遗传无关，为红细胞膜表面缺乏某种蛋白质，是一种分子缺乏病。因此，强直性脊柱炎与阵发性睡眠性血红蛋白尿并存的病因尚在探讨之中。

（8）骨质疏松：强直性脊柱炎患者早期就可以出现骨质疏松，比如驼背就是因为骨质疏松引起的胸椎畸形而导致的。这种情况非常容易导致脊柱各节段的椎关节脱位，容易继发骨折。

（9）耳部病变：到目前为止的临床观察中发现，强直性脊柱炎会引起耳部的病变，主要是慢性中耳炎，表现为患耳流出黏液或纯脓性分泌物，可有听力的下降，也就是我们

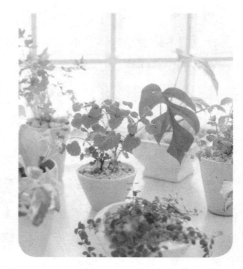

常说的耳聋的症状，还伴有耳鸣等症状。目前你只是出现了单纯的耳鸣，所以需要进一步检查，继续关注。但是要记住，一旦发生中耳炎的症状，就要立即进行控制感染、清除病灶、通畅引流等对症治疗，如果针对这种症状治疗不彻底，容易影响听力。

（10）其他

①干燥综合征（SS）：虽然国内两者共存的病例并不多，但是在个别患者中兼具强直性脊柱炎与干燥综合征典型临床特征，比如炎性腰痛、骶髂关节炎与口干和（或）眼干。

②系统性红斑狼疮（SLE）：系统性红斑狼疮与强直性脊柱炎的发病机制均与遗传和免疫等因素相关，两者在某种条件下可以共存，它们的发病机制可能与 HLA 基因联合存在有关，或单纯的骶髂关节炎也是狼疮滑膜炎的一种表现。

## 11. 强直性脊柱炎是不是致死性疾病？

小李：它能影响这么多脏器啊，那得了这个病会不会影响我的寿命？

英萍医生：强直性脊柱炎有一定的致残性，一般不会致死，但是疾病发展到晚期，影响肺功能，会影响人的寿命。因此，积极预防，早期治疗，防止复发，同时，在治疗中一定要坚持关节功能锻炼，这些是和治疗用药同样重要的。

## 12. 古人也得强直性脊柱炎吗？

小李：在古代也没有这基因、那因子的研究，是说古代人不得强直性脊柱炎这个病吗？

英萍医生：中医古籍中确实没有强直性脊柱炎这个病名，但是中医和西医对疾病的命名本身就是不同的，中医是按照症状归纳产生病名，比如按照强直性脊柱炎以肢体关节疼痛、僵硬，甚至关节畸形、活动不利为主要症状，根据其"病及骨节，迁延难愈，甚则伛偻"的特征性表现，中医学将其定义为"骨痹、顽痹、大偻"。中医学关于强直性脊柱炎的认识出现的也比较早，最早见于《内经》（中医四大经典之一），如《素问·痹论》曰："风寒湿三气杂至，合而为痹也。"明代张景岳也提出来"诸痹者皆在阴分"的理论，这与现代医学中调节免疫功能的认知颇为相似，并首次强调了饮食起居等生活因素对痹证的重要影响。根据古人的论述，我们可以总结出，强直性脊柱炎的发病既看到了外部因素，同时也意识到了它的内因。概括地说风、寒、湿、热邪是强直性脊柱炎发生发展的外部条件，而诸虚内存，正气不足才是其发病的内部原因，以下为临床中的几个方面。

（1）肾虚是强直性脊柱炎发病的根本原因：中医学认为，强直性脊柱炎病位在骨，属肾，它的发病基础首先是受之父母的人之精气，人之精气就是中医说的先天禀赋，当先天禀赋不足，素体气虚，则肾精不足，督脉空虚，这是发病的根本原因。老话儿都知道，"肾为先天之本"，肾主骨生髓，主藏精，所以肾中精气充足，骨髓充盈，骨骼才能发育正常，坚固有力，否则反之。因此，强直性脊柱炎的发病与肾虚密切相关。《素问·痹论》里面说："故骨痹不已，复感于邪，内舍于肾。"《难经》里也说"督之为病，脊强而厥"，这里说的督脉行于背中，总管一身之阳气，为肾中精气的通路，此脉通则百脉通，肾精亏损，不能濡养督脉的时候，督脉空虚，所以"脊强而厥"，

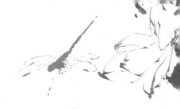

表现为强直性脊柱炎的一系列症状。

又或者有的患者长期饮食不节，或涉水冒雨，或起居失于调节，引起气血不足，肝肾亏虚，肌肤失养，腠理空虚，卫外不固，外邪易于入侵，阻塞气血经络，流注于经络、关节、肌肉、脊柱，也会导致本病的发生。

以上这些如果长时间得不到有效的治疗，还可以内舍于脏腑。《内经》云："五脏皆有所合，病久不去，内舍其合也。"强直性脊柱炎起初侵袭的是筋骨，若病久而不去治疗，则可内传入脏腑，故《内经》则是按照五脏归属将其分为五脏痹，一旦伤及五脏，则病情深重，反过来可以加重肢体关节的症状，形成相互影响的恶性循环。

（2）风、寒、湿是强直性脊柱炎发病的重要诱因：老祖宗认为风寒湿是引起本病的主要外因。这点古医书中也有记载。比如《素问·痹论》里面说："风寒湿三气杂至，合而为痹也。"还有一句话，说："所谓痹者，各以其时，重感于风寒湿之气也。"说明古医已经认识到外因对于痹病的重要影响。

首先我们来看风邪致病的特点，风邪为百病之长，善行而数变，易伤阴而耗气，多为诸邪先锋，易夹邪入侵，是外邪乘虚而入的重要载体，所以风邪致病的行痹多表现为脊柱关节游走性疼痛，肌肉走窜而痛，痛无定处，恶风汗出。另外强直性脊柱炎患者多由风夹湿、夹寒侵袭人体发病，贯穿于疾病始终，不断加重病情。

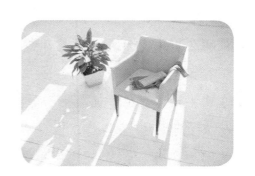

其次我们来看寒邪致病的

特点，寒为阴邪，其性凝滞而收引，易伤阳气，可使气血不通，不通则痛，所以寒邪致病的寒痹（痛痹）多有关节冷痛肿胀，疼痛剧烈，屈伸不利，局部自觉寒冷，畏惧风寒，四肢作冷，肌肤麻木，多有晨僵，偶寒加重，得温而减。更有因寒损阳，人体阳气受损，失于温煦，阴寒内生，故可加重疼痛。现代中医学也认为"大偻"即为强直性脊柱炎，其病机为阳气功能失常，寒邪乘虚而入，留滞于腰背的筋脉而致脊背俯不能仰。这符合强直性脊柱炎的病变特点。

最后我们来看湿邪致病的特点，《素问·至真要大论》中说："诸痉项强，皆属于湿。"湿为阴邪，其性重着黏滞，迁延日久，气血不和，经脉不畅，留注关节，所谓"湿胜则肿"，因此著痹多表现为关节肿胀，肢体麻木，屈伸不利；因湿困脾，亦可湿从中生，并见纳呆，肢体困重乏力，便溏，使病程更为缠绵难愈。另外湿邪有寒、热之分。张仲景对湿热之邪致痹有所论及，其云："湿家病身发热"，"湿家为病，一身尽痛，发热"，"湿家身烦痛"等，其把此发热描述为"日晡所"，与强直性脊柱炎的发热特点多有相似之处。湿热痹证，其病因可以是感受风湿之邪入里化热，或为风寒湿痹经久不愈，蕴而化热，或湿热之邪直中入里，或素体阳气偏盛，或喜食辛辣肥甘，内有蕴热。清代学者顾松园在《顾氏医镜·症方发明五·痹》中指出："邪郁病久，风变为火，寒变为热，湿变为痰"；又如叶天士在《临证指南医案·卷七·痹》所言："从来痹证，每以风寒湿之气杂感主治。召羔不同，由于暑暍外加之湿热，水谷内蕴之湿热，外来之邪，著于经络，内受之邪，著于腑络"；刘完素提出诸热邪令人腰痛："风热病……体倦腰痛。脾热者，热争则腰痛不可俛仰。肾热者，腰痛日行酸苦渴"。可见以上病因均能使湿热交蒸，气血瘀滞于经脉关节，因湿性黏滞，病程缠绵难解，所以临床上可见关节肌肤焮红肿胀，疼痛，重着，抚之有热感，或久触而灼，腰不能俯仰，口干不欲饮，心烦不安，溲黄便干，面赤，皮肌红斑，身热咽痛，或自觉发热等。其中辨证多以关节肌肉局部皮肤触之热与不热为鉴别要点。

风寒湿三邪夹杂，所以病情容易反复，你要有个心理准备，目前强直性脊柱炎如果早期发现，早期诊断，早期治疗，愈后还是不错的。

（3）痰、瘀是强直性脊柱炎发病的关键病因：《素问·平人气象论》里面说："脉涩曰痹"，概括了本病的病因病机。强直性脊柱炎患者由于肾虚，阳气不足，则气血津液运行失常而致体内痰浊内生，瘀血形成。瘀血痰浊可以是诱发强直性脊柱炎的病因，也是病邪作用人体的病理性产物。而另一方面，又是一种慢性缠绵日久的病变，流连日久，与外邪的作用相合，又可以加重瘀血和痰浊。张介宾说："至虚之处，便是留邪之所。"痰、瘀流注于督脉、经络、脊柱、关节、骨髓，则脊柱强直转侧不能。

另外，风寒湿热之邪内犯人体均可造成气血经脉运行不畅，而成瘀血，加之痹证日久，五脏气机紊乱，升降无序，则气血逆乱，亦成瘀血，痰浊与瘀血，相互影响，相互作用，相互加重，而成恶性循环，使痰瘀互结，胶着于关节，闭阻经络血脉，并使关节、皮肤、肌肉、筋骨失于濡养，造成关节肿大，变形，疼痛剧烈，皮下结节，肢体僵硬，麻木不仁，其疾病顽固难愈，称此时的强直性脊柱炎为顽痹。正如清代学者董西园论痹之病

因，"痹非三气，患在痰瘀"。所以瘀血痰浊是强直性脊柱炎病情复杂，缠绵难愈的病因关键。

简单总结一下，就是正气不足，使人体易感受六淫之邪，形成瘀血痰浊，而使强直性脊柱炎发病；反之外感六淫之邪及瘀血痰浊又可伤及正气，正气更虚，彼此互相影响，加重病情，难以根除。

此病的主要病机是风、寒、湿、热之六淫邪气，侵犯人体，留注关节，闭阻经络，气血运行不畅导致。临床分型如吴鞠通所说"大抵不外寒热两端，虚实异治"，按寒热大体可分为风寒湿痹和热痹两大类。强直性脊柱炎病程日久，可见龟背畸形，关节肿大，屈伸不利，气血阴阳耗损，又易复感外邪使病情加重。强直性脊柱炎在病情发展过程中常有三个重要的转归，其一，风寒湿痹可逐渐化热形成寒热错杂痹，甚至可以完全转化为热痹；其二，热证可伤阴，转为阴虚证，亦可化成热毒；其三，久痹成痿，形成"尻以代踵，脊以代头"严重后果。

# 第三讲　确诊强直性脊柱炎需要做的检查

## 1. 如何诊断强直性脊柱炎？

小李：强直性脊柱炎在诊断的时候有没有什么条条框框来指导一下，万一我得的不是这个病呢？

英萍医生：任何一个疾病在医生的专业知识里都有诊断标准，就是你所谓的条条框框，对于强直性脊柱炎有以下的诊断

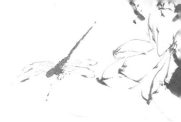

标准。

（1）1984年修订的纽约标准。具体内容：①下腰背痛持续至少3个月，疼痛随活动改善，但休息不减轻；②腰椎在前后和侧屈方向活动受限；③胸廓扩展范围小于同年龄和性别人群的正常值；④双侧骶髂关节炎Ⅱ～Ⅳ级，或单侧骶髂关节炎Ⅲ～Ⅳ级。肯定强直性脊柱炎：患者具备④并分别附加①～③条中的任何1条。可能强直性脊柱炎：患者符合3项临床标准或者符合放射学标准而不具备任何临床标准。

1984年修订的纽约标准对正确诊断强直性脊柱炎提供了一个较可靠的依据，但在临床实际工作中，强直性脊柱炎的诊断极易造成误诊、漏诊。其中强直性脊柱炎诊断的误诊、漏诊主要原因包括：①炎性腰背痛症状很久后才出现；②骶髂关节炎的影像学表现一般出现较晚，但仍被列为诊断强直性脊柱炎的必要条件；③缺少特异性的实验室指标或者临床表现。

（2）欧洲脊柱关节病诊断标准。炎性脊柱痛或非对称性以下肢关节为主的滑膜炎，并附加以下项目中的任何一项，即：①阳性家族史；②银屑病；③炎性肠病；④关节炎前1个月内的尿道炎、宫颈炎或急性腹泻；⑤双侧臀部交替疼痛；⑥肌腱末端病；⑦骶髂关节炎。

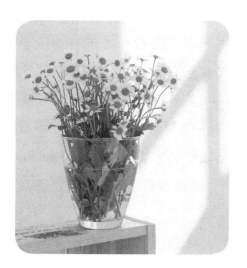

（3）2009年国际评估强直性脊柱炎工作组（Assessment in Ankylosing Spondylitis international Society，ASAS）SpA

分类标准。专家组推荐的中轴型脊柱关节病的分类标准是：起病年龄＜45岁和腰背痛≥3个月的患者，加上符合下述其中一种标准：①影像学提示骶髂关节炎并有≥1个下述的脊柱关节病（SpA）特征可诊断为强直性脊柱炎；②HLA-B27阳性加上≥2个下述的其他SpA特征者亦可诊断为强直性脊柱炎。该标准中"影像学提示骶髂关节炎"是指：①骶髂关节MRI提示活动概念性（急性）炎症（明确的骨髓水肿或骨炎），高度提示存在与SpA相关的骶髂关节炎；或②X线提示骶髂关节炎（同1984年修订的纽约标准）。SpA临床特征是指：①炎性背痛（IBP）；②关节炎；③肌腱端炎（足跟）；④葡萄膜炎；⑤指（趾）炎；⑥银屑病；⑦克罗恩病／溃疡性结肠炎；⑧对非甾体抗炎药治疗反应好（用药后24～48h疼痛完全消失或明显改善）；⑨有SpA家族史（指一代或二代亲属患有强直性脊柱炎、银屑病、急性葡萄膜炎、反应性关节炎、炎性肠病中的任何一种疾病）；⑩HLA-B27阳性；⑪C反应蛋白升高。

## 2. 强直性脊柱炎在影像学中如何分级？

小李：对，之前有个医生确实跟我说过我这是几级来着，被我给忘了，这个级是怎么个分法？

英萍医生：强直性脊柱炎的分级主要是指纽约标准中X线骶髂关节炎分级，主要如下。

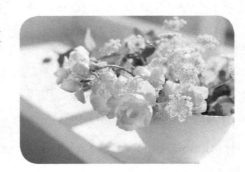

0级，正常，关节面光整，间隙无变性。

Ⅰ级，可疑变化：关节面

模糊，骨皮质连续性欠佳，无关节面囊性变，无骨破坏、硬化增生，无关节间隙改变。

Ⅱ级，轻度异常，骨皮质局限硬化，关节面模糊不清和斑块状脱钙，软骨下侵蚀、毛糙和软骨下微小囊变，关节间隙基本正常；上述异常始于髂骨面，骨质侵蚀和囊变最常见于关节中下部，很少累及韧带部。

Ⅲ级，明显异常，为中度/进展性骶髂关节炎，伴有以下1项或1项以上改变：侵蚀、硬化、关节间隙增宽/狭窄，或部分强直。

Ⅳ级，严重异常，髂骶关节骨性强直，普遍骨质疏松，韧带部侵蚀和囊变更常见、更明显。

### 3. 强直性脊柱炎相关检查有哪些？

小李：要是怀疑得了强直性脊柱炎都需要做什么检查来确认？

英萍医生：确诊强直性脊柱炎主要需要做的体液实验室检查也就是抽血、验尿、关节液、脑脊液之类的，另外就是拍片检查，我一一给你介绍。

（1）实验室检查。

①血常规：可有轻度的白细胞升高、贫血和血小板升高。

②血沉：血沉即红细胞沉降率。在活动期可出现血沉增快，在静止期或晚期血沉多降至正常。但是即使是活动期，也有约20%的患者血沉正常。当临床症状、体征和X线检查尚不足以确诊本病时，如果血沉较快则可增加诊断依据。

③C反应蛋白：这是一种急性疾病的反应性蛋白，在正常

人血清中仅微量存在。急性期血沉正常的患者，血清C反应蛋白常升高，所以它在强直性脊柱炎病情活动性估计和疗效判定方面有较大意义。

④ HLA-B27：有约90%的患者HLA-B27呈阳性，它对本病的诊断有一定的参考价值，尤其是不能确诊的病例。但10%左右的强直性脊柱炎患者HLA-B27为阴性，所以HLA-B27阴性者不能完全排除本病。另外，在正常人中仍有小部分人HLA-B27呈阳性，所以，单凭HLA-B27不能作为诊断强直性脊柱炎的依据。而且，HLA-B27一般不作为常规检查。

⑤免疫学表现：血清IgA可有轻度的或中度的升高一般与病情的活动性相关，伴有外周关节受累的患者还可能伴有C3、C4升高。也有人报道，强直性脊柱炎患者血清抗肽聚糖抗体、血清循环免疫复合物升高。

⑥酶学检查：肌酸激酶、血清碱性磷酸酶可能升高，这与病情活动性关系比较密切。碱性磷酸酶可能升高，但与疾病的活动性及病程无关，提示可能存在骨炎和骨侵蚀。

⑦关节液检查：补体一般正常，部分病例可检出吞噬变性多核白细胞的吞噬细胞（Rago细胞），即吞噬免疫球蛋白和补体的吞噬细胞，在本病少见。

⑧滑膜组织学检查：滑膜浆细胞浸润以IgG、IgA型为主。

⑨脑脊液：有报道称，40%的患者脑脊液蛋白稍增加（0.45～0.6g/L），尤其多见于合并坐骨神经痛的患者。

⑩尿常规：尿蛋白一般为阴性，若发现蛋白尿，应警惕继发淀粉样变或药物毒性作用。

（2）影像学检查

① X线：强直性脊柱炎最早发生的变化在骶髂关节。表现为关节附近有斑片状骨质疏松区，特别是骶髂关节中下段最明显，接着便出现骨侵蚀和软骨下骨皮质硬化。进展期时骶髂关节面破坏区周围密度增高，关节面硬化，关节间隙狭窄。继而侵犯脊柱，表现为：椎体疏松、椎体角变尖、椎体变方，椎间小关节面模糊，椎间小关节间隙狭窄，部分韧带钙化。晚期出现广泛而严重的骨化性骨桥，称为"竹节样脊柱"。耻骨联合、坐骨结节和肌腱附着点的骨质糜烂，伴邻近骨质的反应性硬化及绒毛状改变。但X线对关节面的清晰程度显示具有局限性。X线检查对骶髂关节早期病变定性能力差、易受干扰存在伪影而造成漏诊误诊，因此目前临床上应用不是很广泛。

② CT：CT能把关节分层显示，基本上避免了结构上的重叠。可以提示软骨钙化及关节间隙改变，表现为滑膜部关节间隙中与关节面穿行的高密度影（穿透性钙化），由髂骨侧向骶骨侧发展。关节间隙可狭窄或增宽。可见关节面毛糙、高低不平或穿凿样破坏。骶髂关节韧带部的韧带钙化。CT检查结果较X线片更为准确，比MRI的检出率更高。同时Ⅱ期和Ⅲ期髋关节病变比较典型，单凭CT表现也可确诊。因为CT可准确显示骶髂关节炎的分级并在骶髂关节炎早期出现的骨皮质侵蚀、缺损等方面观察优于MRI，所以在强直性脊柱炎的早期诊断中具有非常重要的价值。

③ MRI：MRI在评价软骨病变方面的优势已经得到证实。MRI不仅能够显示出早期强直性脊柱炎患者骶髂关节软骨的增生硬化、骨质的侵蚀破坏和间隙的病变，而且能够清晰地显示

出脂肪的沉积和骨髓水肿的情况。MRI 显示的关节软骨异常为软骨线影变窄、扭曲和中断。骨髓水肿以髂骨侧略多见。病变活动期滑膜有强化表现。MRI 可用于诊断强直性脊柱炎骶髂关节早期病变且准确性较高。

④骨密度测定：早期强直性脊柱炎患者的脊椎及股骨近端骨密度明显降低。早期患者的椎体及髋关节骨密度测定也显示广泛的骨质疏松表现。

⑤核素关节显影：单光子发射计算机断层成像（SPECT）和骨闪烁扫描。SPECT 显像是一种反应骨代谢的显像方法。它可以诊断急慢性背部疼痛，而这也是慢性强直性脊柱炎的特征性表现之一。骨闪烁适用于病情较长伴反复腰背痛的早期假性关节硬化患者。

## 4. 强直性脊柱炎相关体格检查有哪些？

小李：医生，我每次来你不光给我开抽血化验之类的单子，还帮我摆姿势、量尺之类的，那些不算检查吗？

英萍医生：那些也是检查的一种手段，我们称为"体格检查"。

（1）骨盆挤压试验：患者仰卧位，也就是平躺，脸朝上，检查者用双手挤压患者的两侧髂嵴；或患者侧躺，检测者挤压其上方的髂嵴；也可采取俯卧位，也就是趴着，检查者向下压迫骶骨。挤压试验系采用外力挤压骨盆时，将力传导骨盆环状体的各部，并促使骶髂关节分离，若有病损，患处则出现疼痛，即为骨盆挤压试验阳性，提示有骨盆骨折或骶髂关节病变。

（2）骨盆分离试验：患者仰卧位，检查者两手分别置于两侧髂前上棘部，两手同时向外推按髂骨翼，使之向两侧分开；

或检查者两手交叉置于两侧髂前上棘部，两手同时向外下方推按髂骨翼。若骶髂关节处出现疼痛则为阳性，提示骶髂关节病变。

（3）骶髂关节分离试验（"4"字试验）：患者仰卧，一腿伸直，一腿屈膝且足跟置对侧膝部以上，检查者一手压住直腿侧髂嵴，另一手握住屈腿侧膝部上，两手同时下压。如下压时臀部发生疼痛，提示屈侧骶髂关节病变。

（4）骶髂关节定位试验：患者仰卧，检查者右手抱住患者两膝下部，使髋关节屈曲成直角位置，小腿自然搁在检查者右臂上；检查者左手压住膝部，使患者骨盆紧贴检查台；令患者肌肉放松，以两大腿为杠杆，将骨盆向右、向左挤压。存在骶髂关节炎时，患侧受挤压时疼痛较轻，而拉开时疼痛较明显。

（5）悬腿推膝试验：患者仰卧位，双腿悬空，一腿屈髋屈膝，一腿直髋屈膝，检查者一手扶屈腿膝下，向肩部的方向推，另一手按另一腿膝上向后压。如骶髂关节受累，则出现疼痛。

（6）附着点病变检查：由于韧带或肌腱与骨接触点炎症，早期还可以发现坐骨结节、大转子、脊柱骨突、肋软骨、胸肋关节及髂嵴、跟腱、胫骨粗隆和耻骨联合等部位压痛。

（7）颈椎（枕-墙距）：颈部受累可引起活动受限进行性加重，颈部被迫俯屈，通过患者靠墙测量其枕骨和墙之间的距离来评价。正常为0，如大于0则为异常。

（8）胸廓活动度：患者直立，用刻度软尺测其第4肋间隙水平（妇女乳房下缘）深呼气与吸气之胸围差，＜5mm者为异常。

（9）Schober试验：让患者直立，在背部正中线髂嵴水平做一标记为0，向下5cm做标记，向上10cm再做另一标记，然后令患者弯腰（注意保持双膝直立），测量两个标记间的距离，

若比所测距离增加＜4cm，提示腰椎活动度降低。

（10）指-趾距离：患者直立，弯腰，伸臂，测指尖与地面之间距离。

## 诊断攻略

早些年，强直性脊柱炎漏诊、误诊率非常高，尤其是女性患者，因此，当您出现下列症状：下腰背痛持续至少3个月，疼痛运动时改善，休息时不减轻，或者腰椎活动时不灵活，尤其是在前后和侧屈活动时，或者胸廓活动范围比同年龄人差，或者出现关节炎，尤其是出现关节炎前还曾有上呼吸道感染或腹泻，这时您应前往正规医院风湿科就诊，在医生的指导下给出现问题的骨关节"照个相"，并配合一些抽血化验检查，必要的时候也可以进行基因检查。

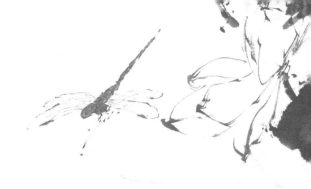

# 第2章 名医治疗强直性脊柱炎

## 第一讲 强直性脊柱炎的西医治疗

### 1. 强直性脊柱炎可以去根吗？

小李：大夫，我这个病能去根吗？

英萍医生：小李，你这个病是强直性脊柱炎。

首先是对强直性脊柱炎这样一种病应该有正确的、清醒的认识。强直性脊柱炎这个病目前不能去根，这个病表现为关节、肌肉、肌腱等多个器官或部位受累导致的疼痛、僵硬等多种临床表现，比如说会导致下腰痛，外周膝踝等关节肿痛，眼炎等，并可以导致关节活动出现障碍，甚至可以导致残疾。既然不能去根，那我们的主要治疗目的就是使关节不疼了，脊柱活动改善，这样就可以改善生活的质量，避免产生关节致残。所以通过及时明确诊断，采用合理的治疗方法，比如药物治疗、运动（游泳的运动方式最好）、物理疗法、外科手术治疗等缓解疼痛，控制或减轻炎症，可以控制症状及改善预后。还有在生活中应该保持良好的姿势，不要弯腰驼背，防止脊柱或关节变形，关节不疼了，炎症控制住了，才不会进一步破坏骨头，导致畸形、残疾，影响社会活动及工作生活。

## 2. 治疗的目标有哪些？

小李：我应该朝着什么目标去治疗呢？

英萍医生：治疗的目标，第一是要让关节不痛，止痛是治疗的首要选择，减轻关节疼痛的症状；第二是要控制住炎症反应，没有炎症反应了，才可以预防以后不产生骨破坏、脊柱的强直和脊柱的变形，最大限度地保留和恢复关节功能，保持社会活动能力，保留工作能力；第三是要防止你的一些强直性脊柱炎的并发症出现，比如出现脊柱骨折、屈曲性挛缩等。

## 3. 有哪些治疗的好方法呢？

小李：我这个病有哪些治疗的好方法呢？

英萍医生：第一是非药物的治疗。你要对这个病有个全面的认识，强直性脊柱炎是一种呈慢性病程的疾病，需要长期的服药，一部分患者可能出现迁延不愈，导致关节功能障碍、关节畸形，甚至残疾，所以要有长期用药的心理准备。同时还应该改善生活习惯，戒烟，日常工作和生活中要保持良好的姿势，站立时挺胸、抬头、收腹、双眼平视前方，坐下时也应该挺胸，睡硬板床，要有康复治疗的意识，注意关节肌肉的功能康复训练，要进行规律的、合理的体育锻炼。

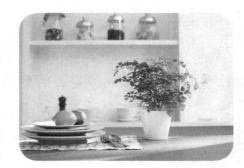

第二是药物治疗。一线用药为非甾体抗炎药，还可以选

用改善病情的药物，糖皮质激素或是生物制剂等。目前本病的主要治疗方法为药物的治疗。

第三是中医药治疗。这里包含中药的口服和中医的外治法。中药的口服主要是辨证论治，外治法包括针灸、推拿、中药塌渍、穴位贴敷、拔火罐、蜡疗、中药熏药等。

第四是康复治疗。强直性脊柱炎这个病可以导致疼痛、僵硬、活动受限、甚至关节畸形等，而一些物理治疗，包括红外线灯、微波、热疗、水疗等，可以有效地镇痛、改善你的临床症状，还可以改善关节活动。

第五是手术的治疗方法。这个病最严重的可以导致髋关节破坏，这时需要考虑手术置换髋关节，还有脊柱严重畸形的，可以行脊柱矫形术，有一些患者因强直性脊柱炎出现骨折的，也要选择手术治疗。

第六是有眼炎的应该请眼科医生协助治疗，关节外的表现和其他系统的并发症请相关科室协助治疗。

## 4. 药物治疗都包括哪些?

小李：现在都有哪些药物能治疗这个病，我应该怎么选择？

英萍医生：目前公认的治疗强直性脊柱炎的药物包括非甾体抗炎药、改善病情的抗风湿药、糖皮质激素、生物制剂等。

（1）非甾体抗炎药：这类药物可以消炎止痛，缓解强直性脊柱炎患者的关节疼痛、减轻晨僵、减轻肌肉痉挛，但是不能阻止疾病的进展，是目前强直性脊柱炎一线的首选治疗药物。

（2）改善病情的抗风湿药：这类药物通过抑制机体的免疫功能，延缓疾病发展，起效慢，主要用于控制病情的活动，是目前强直性脊柱炎的主要治疗药物。

（3）糖皮质激素：对于关节炎症较重的患者，当非甾体抗炎药治疗无效时或过敏时，可选择小剂量口服或关节腔局部注射以改善关节炎症。当患者有眼炎，如急性虹膜炎、葡萄膜炎时，可以选用糖皮质激素滴眼或口服。

（4）生物制剂：生物制剂是运用基因生物工程技术提取的免疫抑制药，是一种新的控制疾病的药物，具有抗炎的作用，主要包括依那西普、英夫利昔单抗、阿达木单抗等。

（5）其他：包括雷公藤等抗风湿药。

## 5. 什么是非甾体抗炎药？

小李：什么是非甾体抗炎药？

英萍医生：当关节疼痛明显时，化验炎症指标也高于正常值，这时应选择非甾体抗炎药（NSAIDs），非甾体抗炎药包括双氯芬酸钠缓释片、醋氯芬酸片、美洛昔康片、塞来昔布、布洛芬缓释胶囊等药物，这一类药物都有良好的止痛的作用，同时也可抗炎，可迅速改善你的腰背疼痛和发僵，减轻你的外周关节（膝踝关节）的肿痛，无论是早期发病还是晚期的强直性脊柱炎的患者，在治疗上都是首选的。这类药物可以让你的关节不疼，可以有助于你参加正常生活、工作，坚持运动或康复训练。各种非甾体抗炎药的常用剂量及用药频率见表1。其中阿司匹林和水杨酸类的对强直性脊柱炎疗效较弱。

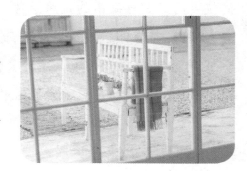

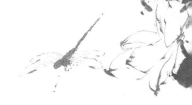

常用非甾体抗炎药及其使用方法

| 分类 | | 每日剂量 (mg) | 每次剂量 (mg) | 次 / 天 |
|---|---|---|---|---|
| 丙酸衍生物 | 布洛芬 | 1200 ～ 3200 | 400 ～ 600 | 3 或 4 |
| | 萘普生 | 500 ～ 1000 | 250 ～ 500 | 2 |
| | 洛索洛芬 | 180 | 60 | 3 |
| 苯酰酸衍生物 | 双氯酚酸 | 75 ～ 150 | 25 ～ 50 | 3 |
| 吲哚酰酸类 | 吲哚美辛 | 75 | 25 | 3 |
| | 舒林酸 | 400 | 200 | 2 |
| | 阿西美辛 | 90 ～ 180 | 30 ～ 60 | 3 |
| 烯醇酸类 | 美洛昔康 | 15 | 7.5 ～ 15 | 1 |
| 昔布类 | 塞来昔布 | 200 ～ 400 | 100 ～ 200 | 1 或 2 |
| | 依托考昔 | 60 ～ 120 | 60 ～ 120 | 1 |

## 6. 为什么非甾体抗炎药可以止痛?

小李：为什么非甾体抗炎药可以止痛?

英萍医生：首先，非甾体抗炎药是通过减少了环加氧酶的活性，导致花生四烯酸不能被环加氧酶氧化成前列腺素，E 族前列腺素的合成减少，那么就可以抗炎止痛。非甾体抗炎药的止痛效果主要体现在针对外周部位，所以对于强直性脊柱炎导致的关节疼痛疗效较好。非甾体抗炎药减少了淋巴细胞活性和活化的 T 细胞的分化，降低了对传入神经末梢的刺激，还可直接作用于伤害性感受器，阻止致痛物质的形成和释放，从

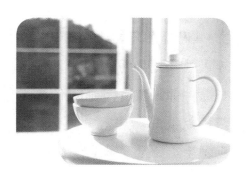

而起到止痛的效果。这类药物主要是口服，就会吸收，吸收后经肝脏代谢，由尿液排出体外。

### 7. 选择和使用非甾体抗炎药的注意事项有哪些？

小李：非甾体抗炎药那么多，我选择的过程中应该注意什么？使用时应注意什么？

英萍医生：第一，根据你的具体情况，选择适当的药物，现在都体现的是个体化的治疗方案。

第二，阿司匹林和水杨酸类药物对强直性脊柱炎的疗效不理想，环加氧酶-2抑制药疗效较好。

第三，如果你以前有胃肠道疾病、心脏疾病、肾脏疾病等，要针对既往的病史做出不同的药物选择，这样可以避免药物的不良反应发生或者因为药物的使用加重原发病。

第四，多种非甾体抗炎药不建议联合应用，药物的疗效不会增加，但是不良反应会更大。

第五，用药前及用药期间应该定期检查肝功、肾功、血常规、尿常规、凝血常规等相关指标，用药期间应该注意出现胃肠道、神经系统等不良反应的发生，及时调整药物的剂量。

第六，当出现某一种非甾体抗炎药效果不好，且你的用药剂量为合适的剂量，在应用2～4周后止痛效果仍不好时，可以选择更换另一种非甾体抗炎药；如果某一种非甾体抗炎药疗效很好，且无明显不良反应发生，一般疗程1～3个月，

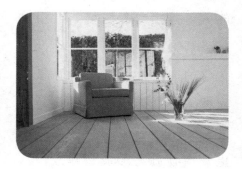

可逐渐减少用量直至停药。

## 8. 怎样评价非甾体抗炎药的疗效？

小李：怎样评价我选用的非甾体抗炎药对治疗我的强直性脊柱炎的疗效呢？

英萍医生：第一，非甾体抗炎药一般迅速起效，48h内关节症状明显缓解，那么就能证明药物是有效的，应用非甾体抗炎药有效也是强直性脊柱炎诊断的一项有效指标；第二，足量使用；第三，疗程在2周以上，疗效可充分显现，足量使用，2周以上仍疗效不明显时，应考虑换用另一种非甾体抗炎药，使用2～3种非甾体抗炎药，效果均不佳时，应考虑对这类药物无明显疗效。

## 9. 非甾体抗炎药有不良反应吗？

小李：非甾体抗炎药好是好，可是我这么长时间服用对身体好吗？

英萍医生：俗语说"是药三分毒"，非甾体抗炎药也有一些不良反应存在，主要会引起胃肠道的症状，如恶心、消化不良、上腹痛、腹泻等，严重的可导致胃溃疡、上消化道出血和穿孔，其他还有一些不良反应，如头痛、头晕、肝肾功能损害、血细胞减少、水肿、高血压或有些人可能出现过敏反应，但不是很常见，我会根据你的情况，短期内选择一种非甾体抗炎药口服，不要为了止痛而擅自增加剂量或再增加一种非甾体抗炎药，因为这样非但不会增强止痛的疗效，反而会使不良反应的出现率增加，甚至带来更加严重的后果，我会建议你使用一种非甾体抗炎药2个月左右，待你的关节症状缓解后减少剂量，以最小

剂量巩固一段时间，再考虑停药，过快停药容易导致症状反复，如一种药物治疗 2～4 周后疗效不明显，应改用其他不同类别的抗炎药，在用药过程中我会定期检测相关指标，如血压、肝功、肾功、血沉、超敏 C 反应蛋白等指标，以确保药物的有效性及安全性。

非甾体抗炎药是治疗强直性脊柱炎的一线药物，不同的医生根据自己的临床经验和患者的个体化条件，选择不同的非甾体抗炎药，相对于强直性脊柱炎患者，由于年龄较轻，一般无伴随高血压病、肾脏疾病、心脑血管等相关疾病，可以应用非选择性非甾体抗炎药。对于老年人患者，尤其是有上消化道出血或其他胃肠道事件的老年人患者，建议应用选择性环加氧酶 -2 抑制药。

## 10. 非甾体抗炎药胃肠道的不良反应都有哪些？

小李：我有时候吃完药有些恶心，是不是这个药物导致的？

英萍医生：首先，非甾体抗炎药可以直接刺激胃壁和肠黏膜，导致肠黏膜的细胞线粒体受损，这样细胞内的 ATP 数量就会减少，细胞间紧密相连的完整性被破坏，黏膜的通透性增加，出现胃肠道损害；其次，因为非甾体抗炎药抑制前列腺素的合成，而前列腺素可以调节胃血流及保护胃黏膜细胞的作用，前列腺素减少了，也会导致胃肠损害。

此外，应用非甾体抗炎药，导致了中性粒细胞的黏附和活化，增加了氧自由基和蛋白酶的释放，也会损伤胃肠道。尤其是既往曾患过溃疡病的患者、年龄较大的患者、同时服用多种非甾体抗炎药的患者及同时应用抗凝血药的患者，胃肠道反应的发生率会大大增加。主要会出现恶心、呕吐、反酸、上腹部不适、消化不良、反流性食管炎、消化道溃疡，甚至穿孔、出血、胰腺炎等严重的不良反应，可能会危及生命。

长期应用非甾体抗炎药，消化性溃疡的发病率会升高，尤其是既往存在消化性溃疡者，发生率会更加高，其中2%～4%的患者会出现出血或穿孔。

虽然随着药物制剂的不断改良，非甾体抗炎药的应用已较过去安全，但是仍不能避免出现胃肠道的不良反应。而长期使用阿司匹林的患者，即使使用较小剂量的非甾体抗炎药，也仍会增加胃肠道的风险，且与阿司匹林的使用剂量、时间、使用者的年龄呈正相关。

## 11. 如何避免出现胃肠道的不良反应呢?

小李：那我如何避免出现胃肠道的不良反应呢？

英萍医生：第一，选择胃肠道不良反应较小的非甾体抗炎药，或选择环加氧酶 -2 抑制药，使用肠溶剂、缓释剂、栓剂，这些剂型所含有效药物剂量相对较少，所以产生的不良反应也相对较小。

第二，对于一些既往存在胃肠道疾病的患者，如果一定要服用非甾体抗炎药时，应在医生指导下，并且在用药过程中注意，如果出现大便变黑，或呕血等情况时，立即停药就医。

第三，口服前可以接受幽门螺杆菌的检测，有明确病变的应进行根除治疗。

第四，饭后服用，减轻对胃肠道黏膜的刺激，应戒烟、酒，避免咖啡等刺激性饮品，避免刺激性食物，如辣椒等共同应用。

第五，可同时服用胃黏膜保护药，如质子泵抑制药、西咪替丁、中药保护胃黏膜药物等。

第六，对一种非甾体抗炎药感到服用不适时，可在医生指导下换用其他药物，避免两种或两种以上的非甾体抗炎药共同使用，疗效不会增加，不良反应则会更大。

## 12. 具体哪些非甾体抗炎药胃肠道不良反应少些？

小李：快请你告诉我胃肠道不良反应较小的非甾体抗炎药都有什么？

英萍医生：非甾体抗炎药分为非选择性、选择性环加氧酶-2抑制药，非选择性的包括阿司匹林，选择性的包括美洛昔康、昔布类。选择性环加氧酶-2抑制药一般引起胃肠道不良反应的情况较少，可以选择，这类药物包括美洛昔康、奈丁美酮，但是这类药物的心血管疾病风险较多，使用时应注意；前体型药物，如洛索洛芬、舒林酸等，胃肠道的不良反应相对较少，可以选择。此外，就是可同时应用胃黏膜保护药、抑制胃酸药或中药保胃之品共同应用。

## 13. 非甾体抗炎药还会不会损害其他内脏？

小李：除了伤胃，非甾体抗炎药还会不会损害其他内脏？

英萍医生：也会出现其他脏器的损害，包括肝、肾、神经系统、血液系统等。

第一，肝损害。非甾体抗炎药经肝脏代谢，可引起肝酶的升高，部分出现恶心、呕吐、黄疸等，但严重肝损害和黄疸较少发生，有报道吲哚美辛偶有严重的肝损害出现，用药前及用

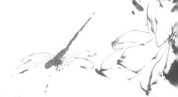

药期间应注意检测肝功能，一旦肝功异常，减量或停药。

第二，肾损害。非甾体抗炎药抑制了肾脏前列腺素的合成，而前列腺素可扩张血管，调节肾血流量、肾小球滤过率和血压的作用，非甾体抗炎药则会导致肾血流量减少，使肾小管重吸收功能增加，从而导致肾损害，主要表现为肾炎、水肿、蛋白尿、管型、尿中出现红细胞，少见肾病综合征。一些既往存在肾脏原发疾病，或高血压、糖尿病、大量失血后、冠心病等疾病的患者，建议慎用非甾体抗炎药，可能会加重肾损害。还有非甾体抗炎药应该避免与利尿药、激素同时应用，这样也可能会加重肾损害。

第三，神经系统反应。可出现头痛、头晕、失眠、耳鸣等，严重者可出现昏迷、惊厥、谵语等。

第四，血液系统不良反应。主要为粒细胞减少及贫血，严重者出现出血，如脑出血等。

此外，非甾体抗炎药还可出现皮疹、过敏反应及心血管事件等，妊娠期妇女服用阿司匹林可导致产前、产后和分娩时出血；吲哚美辛可能会引起某些胎儿短肢畸形、阴茎发育不全等。

## 14. 如何避免非甾体抗炎药可能出现的风险？

小李：非甾体抗炎药有这么多不良反应，我该如何避免这些风险呢？

英萍医生：有些人认为我选择新药或进口药或价格贵的药不良反应就一定小，这种想法是错误的，不能盲目地认为新药、进口药、价格高的品种就不存在安全隐患。有些患者会因为药物的不良反应而焦虑，怕自己也出现这样那样的不良反应，这

种情绪是不正确的，药物的不良反应存在个体差异，出现的比例很低，不是一定会出现，过于担心反而不利于病情的改善，只要我们在用药过程中遵循医生的医嘱，按时复查相关指标，在生活中注意医生交代的注意事项，坚持合理规范的用药，就会大大提高药物应用的安全性，避免或减少药物不良反应的危害。

（1）有适应证时应用：非甾体抗炎药的适应证是为了减轻强直性脊柱炎患者的疼痛，控制炎症和改善活动。

（2）存在禁忌证时不用：非甾体抗炎药的禁忌证包括活动性消化性溃疡和近期胃肠道出血者，对阿司匹林或其他非甾体抗炎药过敏者，肝功能不全者，肾功能不全者，严重高血压和充血性心力衰竭患者，血细胞减少者，妊娠和哺乳期妇女。存在以上情况者不能使用非甾体抗炎药。

（3）出现可疑的不良反应时，应立即停药就医。

（4）用药期间不宜饮酒，避免加重胃肠道不良反应，也不宜与抗凝血药合用，可增加出血危险。

（5）疗程宜短不宜长，避免两种或两种以上同时使用，一种非甾体抗炎药足量使用 1～2 周无效时换另一种药。

## 15. 什么情况下应用选择性环加氧酶 -2 抑制药？

小李：我可以应用选择性环加氧酶 -2 抑制药吗？

英萍医生：在你对非选择性非甾体抗炎药效果不佳时，可以选用选择性环加氧酶 -2 抑制药，主要用于既往有胃肠道疾病的，或者胃肠道风险较大的患者，但应该注意既往存在心脏病或肾脏病的患者，选择该类药物时应谨慎，该类药物会有心血管的风险。这类药物主要包括美洛昔康、塞来昔布等。

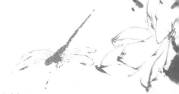

## 16. 哪些药物属于选择性环加氧酶-2抑制药?

小李:哪些药物属于选择性环加氧酶-2抑制药?

英萍医生:主要有以下几种。

(1)塞来昔布:商品名西乐葆;用法用量:0.2g,分1或2次口服;禁忌证:对本品过敏或磺胺类药物过敏者禁用;不良反应主要有便秘、恶心、腹痛、腹泻、消化不良、头晕、头痛等。

(2)洛索洛芬钠:商品名乐松;用法用量:60mg,每日2或3次口服;禁忌证:消化性溃疡、严重血液系统异常、肝功异常、肾功异常、心功能不全者,本品过敏或阿司匹林喘息发作等禁用;不良反应偶有过敏、腹痛、腹泻、恶心、呕吐、口腔炎等。

(3)美洛昔康:商品名莫比可;用法用量:每次7.5mg,每日2次口服;禁忌证:对药物活性成分美洛昔康或其赋形剂已知过敏者;与阿司匹林和其他非甾体抗炎药可能会有交叉过敏反应;对使用阿司匹林或其他非甾体抗炎药后出现哮喘、鼻腔息肉、血管水肿或荨麻疹等症状的患者不宜使用本品;活动性消化性溃疡,严重肝功能不全者,非透析严重肾功能不全者,儿童和年龄＜15岁的青少年,孕妇或哺乳者;不良反应包括:胃肠道反应、肝功异常、贫血、皮肤瘙痒、皮疹、头痛、心悸等。

## 17. 除了非甾体抗炎药,还可以选择哪些镇痛药?

小李:除了非甾体抗炎药,还可以选择哪些镇痛药呢?

英萍医生:非甾体抗炎药效果不佳时或有禁忌证或不能耐受非甾体抗炎药的强直性脊柱炎患者,可以考虑麻醉药,但要注意剂量和疗程,避免成瘾。代表药物如下。

（1）曲马多：为阿片受体激动药，镇痛快，维持时间长，适用于中重度急慢性疼痛，可以静脉注射、肌内注射、皮下注射、口服及肛门给药，每次 0.05～0.1g，每日 2 或 3 次，每日剂量不可超过 0.4g。不良反应有头晕、恶心、呕吐、口干、倦怠等。

（2）可待因：每次 15～30mg，口服或皮下注射。有成瘾性，不可久用。

（3）哌替啶：又叫杜冷丁，镇痛作用持续时间短，对呼吸中枢有抑制作用，每次 50～100mg，口服，每日不超过 600mg，每次不超过 200mg，也有成瘾性，还有恶心、呕吐、多汗、口干等不良反应，超量时会有瞳孔散大、惊厥、呼吸抑制、血压下降、心跳增快等出现。

（4）对乙酰氨基酚：又叫扑热息痛，该药物可以通过减少前列腺素 $E_2$ 的合成而起到止痛作用，可缓解强直性脊柱炎患者的疼痛感，且对胃肠道无明显刺激，但没有抗炎活性。用法用量为每次 0.25～0.5g，每日 3 次，口服，疗程短，一般不超过 10 日，主要的不良反应是容易导致肝、肾功能损害。短时间如果过量应用马上就可能引起肝损害，一般这种肝损害是不可逆的。饮酒的患者，建议口服该药物时不要同时饮酒，或减少药物使用剂量。该药物长期使用会引起慢性肾功能不全，引起心脏疾病的风险加大。因此，建议有合并肝脏疾病、酗酒、应用抗凝血药的患者，慎重应用该药物，合并肾脏疾病的在医生指导下应用。

## 18. 抗风湿慢作用药包括哪些？

小李：抗风湿慢作用药包括哪些？

英萍医生：到目前为止，并没有出现一种可以使强直性脊柱炎去根的药物，强直性脊柱炎这个病是一个慢性病，治疗的疗程相对较长，那么我们就要在这个长疗程的治疗过程中选择有效的、适合的个体化治疗方案，相对于一线用药非甾体抗炎药，还有一类药物，可以改善疾病的病情，延缓疾病的进展，但因为起效较慢，用药的疗程长，我们称之为改善病情的药物，也叫慢作用药物，改善病情药物（DMARDs）主要用于缓解疼痛，改善晨僵，改善关节功能，改善脊柱的活动度。该类药物能够阻止疾病的进展，从而达到控制疾病，改善患者的预后的目的。一般应用 2～4个月开始起效，总体上，患者对该类药物耐受良好。治疗强直性脊柱炎常见的改善病情药物包括柳氮磺吡啶片、甲氨蝶呤片、沙利度胺、来氟米特、抗疟药、金制剂及青霉胺、硫唑嘌呤等。

## 19. 柳氮磺吡啶片如何治疗强直性脊柱炎？不良反应有哪些？

小李：柳氮磺吡啶片如何治疗强直性脊柱炎？不良反应有哪些？

英萍医生：柳氮磺吡啶片适合强直性脊柱炎存在外周膝踝等关节炎的患者，该药通过抑制肠道中某些抗原性物质，减少了前列腺素的合成，中性粒细胞趋化和淋巴细胞转化被抑制，血清中 IgA 水平下降，这样可以有效地改善强直性脊柱炎的关节疼痛、肿胀和发僵的症状，降低强直性脊柱炎实验室活动性指标，是目前改善病情药中的治疗强直性脊柱炎的首选药物。早期的或症状较轻的强直性脊柱炎患者适合选用柳氮磺吡啶片，另外该药对本病并发的虹膜睫状体炎有减轻和预防再次发作的功效。

用法用量：每日 2.0g，分 2 或 3 次口服，一般口服 4 ～ 6 周后逐渐开始起效，用药一般采用递增式用药，起始剂量为 0.25g，每日 3 次开始，每周递增 0.25g，直至 1.0g，每日 2 次，疗程可维持 1 ～ 3 年，用药过程中需要根据患者的情况调整剂量或疗程。因为改善病情药物起效较慢，在应用过程中一般联合非甾体抗炎药一起应用，等到药物起效时，可先减停非甾体抗炎药，再减停柳氮磺吡啶片。

禁忌证：磺胺类药物过敏者禁用。该药的不良反应包括恶心、呕吐等消化道症状、皮疹、血液系统异常、头痛、头晕、男性精子减少及形态异常。大概 50% 的患者在口服该药物 4 个月前后可能会出现上述不良反应。由于该药物的治疗起效慢，用药时间相对较长，且药物存在一些不良反应，所以我在用药过程中建议患者定期随诊，如出现上述不良反应及时就诊，用药期间应注意监测血常规、尿常规、肝功能、肾功能等指标，一般用药头 3 个月，建议 15 ～ 30d 复查 1 次，3 个月后可每 2 ～ 3 个月检测 1 次，每日 2g 是有效且安全性较好的剂量，应用 4 个月仍无明显疗效的患者，考虑该药物无效，应停药，换用其他药物治疗。

## 20. 甲氨蝶呤如何治疗强直性脊柱炎？不良反应有哪些？

小李：甲氨蝶呤如何治疗强直性脊柱炎？不良反应有哪些？

英萍医生：甲氨蝶呤片是叶酸的类似物，使二氢叶酸不能变为四氢叶酸，胸苷酸和嘌呤核苷酸的生成被干扰，导致 DNA 的生物合成明显减少，白细胞的趋化作用被抑制，使白介素 -2

受体生成减少，这样就能明显抑制淋巴细胞的增殖，阻止免疫母细胞的分裂增殖，从而起到抗炎和免疫抑制作用。强直性脊柱炎患者炎症指标，如血沉、超敏 C 反应蛋白检测值较高时，应用了非甾体抗炎药、柳氮磺吡啶肠溶片、糖皮质激素等，仍无明显疗效时，可选用甲氨蝶呤。甲氨蝶呤除了抑制免疫反应外，还可抑制某些炎症介质的释放，但经对比，本品仅对外周关节炎、腰背痛和发僵、虹膜炎等，以及血沉和 C 反应蛋白水平有改善作用，而对于强直性脊柱炎表现为整个脊柱疼痛、发僵、活动受限的这类人群一般效果不佳。

用法用量：甲氨蝶呤 7.5 ～ 15mg，口服或注射，每周 1 次，疗程 3 个月～ 3 年，一般和非甾体抗炎药联合应用。

甲氨蝶呤的不良反应较多，在应用该药物时需要特别注意，首先，禁忌证，如肝功能异常、肺出血、急性感染、免疫缺陷的患者，妊娠期妇女、哺乳期的妇女禁用；其次，不良反应，如肺间质改变、肺水肿、胃肠道症状、肝功异常、血液系统异常、食欲减退、腹痛、过敏反应、荨麻疹、浑身无力、怕冷、发热、嗜睡、糖尿病恶化、月经不调、阴道炎、膀胱炎、皮肤色素改变、痤疮、肾功能损害、掉头发、头痛、头晕等，故在用药前后应定期复查血常规、尿常规、肝肾功能等其他有关项目。服用该药物前至用药后 48h 内的时间段应大量喝水，并口服叶酸片，以防止骨髓抑制的发生而不影响免疫抑制作用，甲氨蝶呤主要是以原形经肾脏排出，有糖尿病、肾病的患者应用时应减量或慎用。

## 21. 沙利度胺如何治疗强直性脊柱炎？不良反应有哪些？

小李：沙利度胺如何治疗强直性脊柱炎？不良反应有哪些？

英萍医生：沙利度胺又称反应停，最早用于改善妊娠妇女的呕吐反应，但在应用后发现该药可导致胎儿畸形，出现了大批的"海豹胎"，故一度停止应用。近年来，科学家们发现该药物具有特异性免疫调节作用，能够选择性抑制正常单核细胞产生肿瘤坏死因子，刺激人 T 细胞，辅助 T 细胞应答，抑制血管形成和黏附因子活性。因为沙利度胺有免疫调节的功效，有些男性的强直性脊柱炎，反复各种药物均效果不佳的，选用沙利度胺后临床症状、实验室检查均得到了明显改善。所以，适用于难治性的强直性脊柱炎。

用法用量：初始剂量 50mg/d，因为该药可导致犯困，一般建议患者睡前口服，递增式用药，每周递增，至 150mg/d 维持。建议足量应用，减药后症状容易复发。

本品的不良反应有嗜睡、困倦、口鼻干燥、口渴、恶心、腹痛、便秘、血液系统受损、肝功能异常、末梢神经炎、头晕、头皮屑增多、面部水肿、面部红斑、过敏反应、胎儿畸形等。因此对选用此种治疗者应严密观察，避免高空机械作业、开车等，在用药期间应每周查血尿常规，每 2 ～ 4 周查肝肾功能，对长期用药者应定期神经系统检查，以便及时发现可能出现的外周神经炎。虽然外周神经炎的发生率低，但仍要密切注意，一旦出现手足末端麻木和（或）感觉异常，应立即停药。育龄期女性应注意避孕，避免"海豹胎"的出现。

## 22. 来氟米特如何治疗强直性脊柱炎？不良反应有哪些？

小李：来氟米特如何治疗强直性脊柱炎？不良反应有哪些？

英萍医生：来氟米特属于异噁唑类免疫抑制药，有抗增殖活性，口服后经肝脏和肠壁的细胞质和微粒体可变为 M1，通过 M1 起到免疫调节作用。

用法用量：每日 10～20mg，每日 1 次口服，其作用主要体现在强直性脊柱炎存在外周关节受累时有效，对于脊柱的受累，没有相关证据证明有效，可与其他改善病情药物，如柳氮磺吡啶片、沙利度胺等联合应用。

来氟米特的不良反应包括：脓肿，囊肿，发热，颈部不适，骨盆疼痛；心绞痛，偏头痛，心率加快，静脉曲张，脉管炎和血管舒张，胆结石，结肠炎，便秘，食管炎，黑粪，咽炎，牙龈炎，口腔炎；糖尿病和甲状腺功能亢进；贫血和紫癜；咳嗽气喘，呼吸困难；焦虑，抑郁，失眠，痤疮，接触性皮炎，蛋白尿，血尿，膀胱炎，排尿困难，前列腺炎，月经不调，阴道念珠菌病；视物模糊，白内障，结膜炎，味觉倒错等。存在免疫缺陷、感染、活动性胃肠道疾病、肾功能不全、骨髓发育不良、有严重的肝损伤、明确的乙型或丙型肝炎血清学指标阳性者慎用，用药前后、用药期间监测血常规、肝功，但用药过程中发现转氨酶升高时，要注意，轻度升高，即在正常值的 2 倍以内，可以继续口服，但应监测肝功；中度升高，即在正常值的 2～3 倍，则将来氟米特减半量口服，监测肝功；如果重度升高，超过 3 倍以上，应立即停用来氟米特，保肝治疗，注意随访。有生育

需求的应中断服药，同时服用考来烯胺；用药期间不建议接种活疫苗；对本品及其代谢产物过敏者，有严重肝损害的患者禁用。

常用抗风湿慢作用药的用法用量、不良反应、禁忌证及注意事项

| 药物 | 用法用量 | 不良反应 | 禁忌证 | 注意事项 |
|---|---|---|---|---|
| 柳氮磺吡啶 | 初始剂量为250~500mg/d，口服，每日2次，之后每周递增500mg直至治疗剂量2g/d | 头痛、乏力、血液系统异常、皮疹、胃肠道不适、过敏反应、肝功能异常、男性精子减少或不育症等 | 磺胺类药物过敏者；孕妇；哺乳期妇女、2岁以下小儿禁用 | 定期监测血常规、治疗的开始监测肝功能 |
| 甲氨蝶呤 | 7.5mg，每周1次，之后每周递增直至15mg，每周1次 | 胃肠道症状、食欲减退、肝毒性、肺水肿、胸痛、肺纤维化、过敏反应、荨麻疹、头晕、乏力、怕冷、发热、嗜睡、头痛、性格改变、神经毒性、月经不调、阴道炎、膀胱炎、肾功能不全、关节痛、肌痛、结膜炎、视物模糊、皮疹、皮肤色素改变、痤疮等 | 肝功能异常、妊娠期、哺乳期、肺出血、急性感染和免疫缺陷者禁用 | 定期监测血常规、肝功能 |
| 沙利度胺 | 50mg，口服，睡前1次，每周递增至总剂量达到每晚150mg | 口鼻黏膜干燥、倦怠、嗜睡、恶心、腹痛、便秘、面部水肿、面部红斑、过敏反应及多发性神经炎等 | 孕妇及哺乳期妇女；儿童；对沙利度胺过敏者；驾驶员和机械操纵者禁用 | 有效避孕；一旦出现手足末端麻木和（或）感觉异常，应立即停药 |

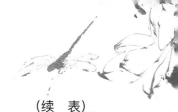

| 药物 | 用法用量 | 不良反应 | 禁忌证 | 注意事项 |
|---|---|---|---|---|
| 来氟米特 | 10～20mg/d | 过敏反应、白细胞下降、肝功异常、脱发、腹泻、体重下降等 | 对本品及其代谢产物过敏者及严重肝损害患者禁用 | 定期复查血常规、肝功能；有准备生育的中断服药；不建议使用免疫活疫苗 |

## 23. 强直性脊柱炎可以应用糖皮质激素吗？

小李：强直性脊柱炎可以应用糖皮质激素吗？

英萍医生：糖皮质激素有强大的抗炎作用和抑制免疫的作用，在风湿病的应用较为广泛，但相对于强直性脊柱炎这个疾病，不是首选的药物，激素并不能改善整个强直性脊柱炎的病程，且激素存在一些不良反应，长期口服之后，就会出现高血压、低血钾、糖尿病、骨质疏松等不良反应。只要当患者对于非甾体抗炎药疗效不佳时，我就会考虑应用小剂量的激素，如醋酸泼尼松，10mg，每日口服，或者选择激素局部关节腔注射以改善单关节的关节炎，部分患者可改善症状，疗效可持续3个月左右。

对于强直性脊柱炎伴发的顽固性单关节积液，可行长效糖皮质激素关节腔注射。重复注射应间隔3～4周，一般不超过2或3次。

症状表现严重，非甾体抗炎药和小剂量激素均不能控制的，选中等量激素，如醋酸泼尼松20～30mg，每日口服，待病情控制后逐渐减量至停药。

病情进展迅速、严重的，可考虑冲击治疗，静脉给予甲泼尼龙，连续 3 日。

糖皮质激素的主要不良反应为消化性溃疡、骨质疏松、股骨头坏死、高血压、水钠潴留、低血钾、糖尿病等。

## 24. 雷公藤可以治疗强直性脊柱炎吗？疗效如何？

小李：雷公藤可以治疗强直性脊柱炎吗？疗效如何？

英萍医生：雷公藤是一种卫茅科雷公藤属植物，还称为断肠草、黄藤，根为药用部位，具有祛风除湿、解毒等功效。西医药理学表明雷公藤具有抗炎、抗肿瘤及免疫调节功能，可抑制细胞免疫及体液免疫，促进肾上腺皮质激素合成，抑制前列腺素。一般临床上多选用雷公藤总苷片，是由雷公藤根提取精制而成的一种脂溶性混合物，为我国首先研究利用的抗炎免疫调节中草药，有"中草药激素"之称。因此，对于关节疾病起到止痛、抗炎、抑制免疫作用。一些临床试验也表明，雷公藤能缓解强直性脊柱炎患者的关节疼痛，减少强直性脊柱炎患者僵硬的时间。

用法用量：口服，每日每千克体重 1 ～ 1.5mg，分 3 次饭后服用。足量应用，待病情得到控制后逐渐减量后停用。该药停药后一般病情不会反复，可单独应用，也可联合甲氨蝶呤等其他改善病情药物。

不良反应：皮肤黏膜过敏反应表现为皮肤瘙痒、发红、皮疹、色素沉着、脱发等；肾毒性表现为过量服用可导致急性肾衰竭，服药后可发生少尿、

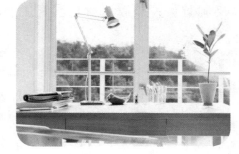

水肿、血尿、蛋白尿及腰痛等；生殖系统不良反应表现为可引起女性的月经周期紊乱、经期延长、闭经、不孕等。导致男性精子数量减少，活动力下降，畸形率增加等；消化系统毒性表现为临床可见恶心、呕吐、腹痛、腹泻、便秘、食欲缺乏，严重者可致消化道出血；神经系统毒性表现为头晕、乏力、失眠、嗜睡、听力减退，还可引起周围神经炎。故而孕妇忌服，育龄期女性服此药时应避孕，老年有严重心血管病者慎用。该药物在用药过程中应定期监测血、尿常规、肝肾功能等，以保证药物的安全性。

## 25. 生物制剂如何治疗强直性脊柱炎？不良反应有哪些？

小李：生物制剂如何治疗强直性脊柱炎？不良反应有哪些？

英萍医生：生物制剂是用病原微生物（细菌、病毒、立克次体）、病原微生物的代谢产物（毒素），以及动物和人血浆等制成的制品，可用于预防、治疗和诊断疾病。具有调节免疫的作用。包括 TNF 拮抗药、IL-1 拮抗药、IL-6 拮抗药、CD20 单克隆抗体、细胞毒 T 细胞活化抗原 -4 抗体等。依那西普、英夫利昔单抗、阿达木单抗等均已经被美国食品药品管理局批准用于治疗强直性脊柱炎等风湿免疫性疾病；其中，英夫利昔单抗（Infliximab）及依那西普（Etanercept）用于治疗活动性或对抗炎药治疗无效的强直性脊柱炎。

肿瘤坏死因子有介导炎症和调节免疫作用，通过介导白细胞黏附于血管内皮细胞和刺激 B 细胞、激活 T 细胞产生抗体，而肿瘤坏死因子参与了强直性脊柱炎的发病过程，所以肿瘤坏死因子抑制药可与肿瘤坏死因子结合，阻断了肿瘤坏死因子的生物活性，起到抗炎和调节免疫的作用，从而改善强直性脊柱炎患者的关节疼痛、改善脊柱活动度、控制外周关节炎、肌腱附着点炎，还可以改善炎症指标，如降低血沉、超敏C反应蛋白等。

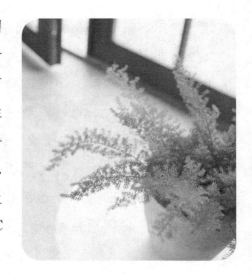

（1）英夫利昔单抗是人鼠相嵌的单克隆抗体，适用于18岁以上的，单独或联合甲氨蝶呤治疗强直性脊柱炎，中轴关节受累的、常规治疗不佳的强直性脊柱炎。严重感染、孕妇、哺乳期妇女禁用。

用法用量：成人或18岁以上的分别在0、2、6周按5mg/kg体重静脉输注3次，以后每6～8周按相同剂量静脉输注；如果到治疗的第6周无效，应终止治疗。治疗后患者的外周关节炎、肌腱末端炎、脊柱症状及实验室活动指标均可得到明显改善。本品的不良反应有感染、严重过敏反应及狼疮样病变。治疗前应进行结核、肿瘤的筛查，活动性结核应用标准抗结核治疗2个月后再应用；非活动性结核但未接受足够抗结核治疗的患者在接受该药前应先进行完整的抗结核治疗；治疗过程中如果患者出现持续性咳嗽、体重下降和发热等症状时，建议要注意结核感染。英夫利昔单抗在静脉滴注过程中或输液结束后12h以内，可发生超敏反应，包括发热、胸痛、血压异常、皮肤瘙痒、皮疹等，在患者应用英夫利昔单抗时及用药后12h应密切监测，备有心肺复苏等抢救设备，注意迟发性过敏反应的出现。

（2）依那西普是一种人工合成的重组人可溶性肿瘤坏死因子受体融合蛋白，能可逆性地与肿瘤坏死因子结合，抑制有肿瘤坏死因子受体介导的免疫反应，用于18岁以上的活动性强直性脊柱炎。活动性强直性脊柱炎是指明确诊断为强直性脊柱炎，活动期持续≥4周，活动度评分≥4分，3个月内至少两种非甾体抗炎药无效，关节内注射激素无效，有外周关节炎的柳氮磺吡啶片治疗无效。

禁忌证：活动性感染；败血症；对本品或制剂中其他成分过敏者；孕妇和哺乳期妇女。

用法用量：25mg，每周2次，或50mg，每2周1次，连用4个月。大部分应用该药的强直性脊柱炎患者的临床症状包括晨僵、脊背痛、肌腱末端炎、扩胸度，以及实验室活动性指标，包括血沉和C反应蛋白等，均可获改善，药物疗效快，持续时间长。该药主要不良反应为感染，少见皮疹、罕见的脱髓鞘病变、惊厥、皮肤血管炎、阑尾炎、胆囊炎、胃肠炎、胃肠道出血、肠梗阻、肝损害、食管炎、胰腺炎、溃疡性结肠炎、呕吐、脑缺血、高血压、心肌梗死、恶性肿瘤、血栓、哮喘、气短、肾结石等。所以易感体质患者慎用。

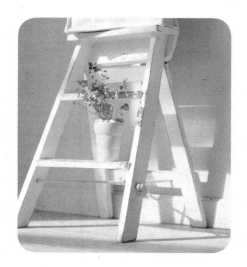

（3）阿达木单抗是完全人化的单克隆肿瘤坏死因子抗体，与可溶性的肿瘤坏死因子结合，疗效与英夫利昔单抗相似，但因为阿达木单抗是完全人化的，所以引起的自身免疫

性综合征较少，适用于活动性强直性脊柱炎，尤其是常规或传统治疗疗效不好的活动性强直性脊柱炎患者。成人或 18 岁以上的 40mg，2 周 1 次皮下注射，可以和甲氨蝶呤联合应用。注意事项、禁忌证、不良反应同依那西普。用药过程中一旦出现新的感染情况，如乙肝病毒、结核杆菌、真菌、细菌等感染情况，应中断治疗。不建议儿童、妊娠及哺乳期妇女应用，育龄女性在用药期间至结束用药的至少 5 个月内应避孕。驾驶员和机械操作者用药期间注意药物影响。

**常用生物制剂的适应证、用法用量、注意事项及禁忌证**

| 药物 | 适应证 | 用法用量 | 注意事项 | 禁忌证 |
|---|---|---|---|---|
| 依那西普 | 活动性强直性脊柱炎 | 25mg，每周 2 次；或 50mg，每 2 周 1 次 | 易感体质：暴露于疱疹病毒和水痘感染；心力衰竭；神经脱髓鞘；血液系统异常；结核感染；血液系统异常 | 活动性感染；败血症；对本品或制剂中其他成分过敏者；孕妇和哺乳期妇女 |
| 英夫利昔单抗 | 包括强直性脊柱炎 | 成人或 18 岁以上的分别在 0、2、6 周按 5mg/kg 体重静脉输注 3 次，以后每 6～8 周按相同剂量静脉输注；如果到治疗的第 6 周无效，应终止治疗 | 监测感染；避免中 - 重度心力衰竭患者应用；神经脱髓鞘病变恶化或恶性肿瘤恶化，应停止治疗 | 严重感染；孕妇和哺乳期妇女 |
| 阿达木单抗 | 包括强直性脊柱炎 | 成人或 18 岁以上的 40mg，2 周 1 次，皮下注射 | 同依那西普 | |

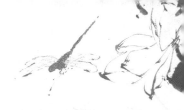

## 26. 应用生物制剂的注意事项有哪些?

小李:应用生物制剂的注意事项有哪些?

英萍医生:通常有以下几点注意事项。

（1）感染:应用生物制剂可能会出现细菌、病毒感染、结核感染、丙肝病毒感染、乙肝病毒感染、HIV 感染、真菌感染。

①结核感染:应用生物制剂之前,患者应知晓应用生物制剂的同时有结核发生的风险,所以我们在应用生物制剂前建议患者筛查结核,包括做结核菌素皮试、胸部 X 线片或 CT 检查,如果存在结核,建议先进行抗结核治疗。已经存在结核的患者,建议足量、标准的抗结核治疗后,再考虑是否可以应用生物制剂;已经接受过标准、足量抗结核治疗的强直性脊柱炎患者在应用生物制剂的过程中,应该注意自己的一些自身情况,如果出现低热、消瘦、两颧潮红、咳嗽等情况,要先排除结核感染,同时每 3 个月建议监测结核指标,既要警惕肺结核,又要警惕肺外结核,一旦证实结核复发了,立即停用生物制剂,进行积极的抗结核治疗。

②病毒感染:应用生物制剂前患者应知晓有病毒感染的风险,因为肿瘤坏死因子在清除或控制乙肝病毒方面起作用,也可能参与丙肝损害肝功能的过程,因此肿瘤坏死因子抑制药有出现乙肝、丙肝的风险,应用前应常规筛查乙肝三对、丙肝抗体,用药期间全程监测肝功能。一些已经证实存在乙肝的患者,建议在应用生物制剂前进行乙肝病毒 DNA 检测,同时进行抗病毒治疗,如出现乙肝激活,则应该立即停止生物制剂的治疗,进行有效的抗病毒治疗。

③真菌感染：应用生物制剂前患者应知晓有真菌感染的可能，注意观察如果自己出现了发热、咳嗽、消瘦、喘促等，应该及时筛查真菌，一旦证实为真菌感染，应该立即停用生物制剂，同时进行积极的抗真菌治疗。

（2）肿瘤：患者应知晓应用生物制剂现在并不确定一定增加肿瘤的风险，但确有少部分患者应用生物制剂后出现肿瘤，包括实体瘤，如肝、胆、胰、脾、肺、肾、膀胱等脏器的肿瘤，还有淋巴瘤。我们在应用生物制剂之前建议患者筛查肿瘤，在用药期间及用药后应监测相关指标及随访。

（3）充血性心力衰竭：肿瘤坏死因子增多与心脏受损相关，既往无心力衰竭的患者，用药前应进行心电图筛查，有心力衰竭的患者，应在医生评价下决定是否接受治疗，严重心力衰竭的患者不建议应用。曾因应用生物制剂出现心力衰竭的，不建议再应用该类药物治疗。

（4）血液系统：告知患者有出现贫血、全血细胞减少等血液系统疾病的风险。如果患者在应用生物制剂期间出现出血、瘀斑、面色苍白、发热等情况，应注意检查血液系统是否出现病变，用药前及用药期间注意监测血常规。

（5）血管炎：一般不常见，如果出现应立即停药及干预治疗。

（6）神经系统：比较少见，如出现惊厥、脱髓鞘病变等，建议立即停药。

（7）注射／输注点反应：是指在注射部位出现皮疹、瘙痒、瘀斑等，一般在治疗的第1个月发生，此后逐渐减少，也可有迟发性过敏反应，轻微的输注点反应，可应用抗组胺药或糖皮质激素，出现严重的输注点反应时，应立即停药并及时对症治疗，

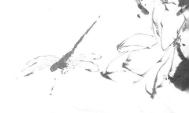

直至病情平稳。

（8）免疫遗传学：肿瘤坏死因子影响了自身抗体，导致自身抗体的发生率增加，这样就可能导致自身免疫性疾病出现的可能。

## 27. 怎样选择药物治疗方案？

小李：以上说了太多强直性脊柱炎的药物治疗，我该如何选择最佳的治疗方案呢？

英萍医生：治疗强直性脊柱炎的药物多种多样，但目前强调个体化的治疗方案，即根据每个患者的病情轻重，临床症状，主要的实验室检查，来选择适合患者个体的有效治疗。首先选择镇痛药：非甾体抗炎药作为一线用药，具有起效快，快速缓解关节疼痛，有效抗炎的作用，部分患者不能应用非甾体抗炎药时，可选择糖皮质激素替代。其次，选择改善病情药物，建议和非甾体抗炎药联合应用，尽早使用，如柳氮磺吡啶片、沙利度胺、来氟米特、甲氨蝶呤等，当非甾体抗炎药和改善病情药联合应用，系统、规律应用后仍无效的患者，建议选择生物制剂治疗。大千世界，每个人都不同，存在明显的个体差异，有些人对于一些药物有效，而有些人对于一些药物无效，有些人对于一些药物起效快，有些人慢，同时还可能伴有社会、家庭、经济等因素的影响，部分人有未到疗程即停止用药，或病情稍有改善就停止用药，或出现轻微的不良反应就自行停止用药，这些情况都是不可取的，容易影响药物的疗效，导致疾病的进展或迁延难愈，反复发作。我建议患者系统、规律用药，在医生指导下减药或停药，动态观察相关指标，合理调整用药方案，切忌自行停药、换药等。

## 28. 什么是关节镜治疗？

小李：什么是关节镜治疗呢？

英萍医生：关节镜是医生用于诊治患者关节疾病的一种内镜，可以看到关节内部结构，它是一根细管的端部装有一个透镜，当细管进入关节时，可通过监视器看到关节内部结构，关节镜手术是通过切开皮肤，将摄像头、手术器具伸入人关节内，在显示器监视下，由医生操作，诊断和治疗各种关节疾病。包括膝、肩、踝、肘、腕、颌、髋、掌指关节，甚至胸、腰椎关节。强直性脊柱炎反复外周关节肿痛不愈，传统治疗长期无效的，可选择关节镜诊治。适用于早期、中期的关节病变，优势在于创伤小，对关节及周围组织的损伤小，关节周围的结构影响几乎没有，可反复手术，术后恢复较快。但滑膜切除的范围有限，反复手术仍得不到理想效果的，还应考虑开放性手术。

## 29. 什么情况下选择外科手术治疗？

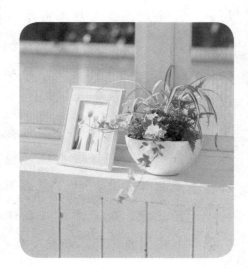

小李：什么情况下选择外科手术治疗？

英萍医生：强直性脊柱炎的终末期改变可以出现损伤髋臼，导致髋关节间隙变窄，髋关节严重受累，这时选择人工全髋关节置换术可改善患者的关节功能和生活质量，是最佳选择。手术后，绝大多数患者的关节不痛了，关节功能恢复正常或接近正常，置入关节的寿命90%可达10年以上。以下情况可选择外科手术治疗。

（1）脊柱向后凸严重驼背等严重脊柱畸形的患者，可行脊柱矫形术。

（2）外周关节炎，如膝踝关节的肿痛，在经内科医生治疗半年还无法改善的，做关节彩超和影像学检查仍提示有明显的滑膜炎症，可以考虑选用关节镜下滑膜剔除术。

（3）强直性脊柱炎导致的髋关节、膝关节受累，已经出现了不能活动或明显活动受限，可在骨科医生指导下考虑关节人工置换术，置换后，关节功能可以恢复，关节疼痛也会明显缓解。

手术只是对症治疗的一种方法，是为了改善强直性脊柱炎患者的疼痛、关节活动功能、矫正畸形，以便提高患者的生活质量。手术治疗的同时，仍应该传统药物治疗来控制原发疾病。

## 30. 什么是关节腔穿刺术？

小李：什么是关节腔穿刺术？

英萍医生：关节腔穿刺术就是针对关节肿胀、疼痛的关节进行穿刺，抽取关节液进行培养、检测，进行关节腔内注射药物，包括激素类药物，玻璃酸钠注射液、生物制剂等，既可以起到明确诊断的目的，又可以通过注射药物来缓解关节症状，治疗疾病。主要可以穿刺的关节包括膝关节、踝关节、肩关节、腕关节、手指间关节、肘关节等，甚至骶髂关节，但由于骶髂关节位置较深，结构比较复杂，一般采用在超声或 CT 的引导下进行穿刺，可以提高穿刺的准确性和成功率。关节腔穿刺和关节腔药物注射是安全的，可有效改善关节疼痛症状，改善关节活动度，提高生活质量，适用于诊断不明，或不能使用非甾体抗炎药的患者，或长期使用非甾体抗炎药而疗效不好的患者。但是，当穿刺部位的皮肤有破溃，穿刺部位的邻近结构有感染，或患者同时存在败血症，或患者有出血性疾病的不予穿刺。在穿刺过程中，当穿刺针难以进入

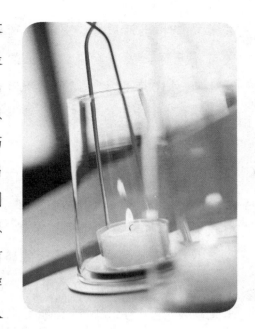

关节腔，且同时无影像学帮助的情况下也应及时停止穿刺，避免损失关节，或因强行穿刺导致针头断裂等意外情况发生。

# 第二讲　强直性脊柱炎的中医治疗

## 1. 强直性脊柱炎的中医针灸疗法效果如何？

小李：大夫，我可以针灸吗，针灸的效果怎么样？

英萍医生：可以针灸，而且针灸的效果也是很明显的，我们根据不同的疼痛部位选取相对应的穴位，并刺激穴位，达到针刺镇痛和改善局部功能活动的效果，如果在配合中药效果更好一些。针灸可以作为长期的辅助治疗，因为他没有任何毒性作用，安全可靠，还能起到很好的作用。临床上有针刺、体针、蜂针、艾灸、穴位注射，效果都不错。现在看来你的症状比较急，

根据中医学理论，急则治其标，缓则治其本的原理，单纯性的靠任何一种治疗方式收获的效果可能都不会很好，所以我建议你在现有的治疗基础上再配合针灸辅助治疗。

## 2. 怎样进行强直性脊柱炎的中医针灸操作？

小李：大夫，针灸是怎么治疗的呢，是要找穴位扎吗？

英萍医生：根据你现在的症状我考虑先用针灸治疗其标，针灸见效快，止痛的效果非常好，取穴是我们根据你的病症辨证选穴，简单说一下三种常用选穴方法。

第一种，华佗夹脊穴和督脉穴治疗。我们主穴选相应节段的华佗夹脊穴、人中、大椎、命门、阿是穴。如果出现颈部疼痛则配后溪、天柱；背部疼痛加重则配身柱、至阳、大杼、绝骨；腰骶部疼痛加重则配肾俞（双）、委中、四髎。

这些穴位的治疗操作上人中采用雀啄泻法，命门、肾俞、华佗夹脊穴采用捻转补法，而其他的穴位均采用捻转平补平泻法。时间伤应每天1次，每次留针30min，15d为1个疗程。1个疗程结束后休息7d，再继续下一个疗程的治疗。连续治疗3个疗程看效果。

第二种，针刺取穴脾俞、肾俞、大肠俞、膈俞、京门、期门、章门、三阴交、大椎、气海、关元、水沟、委中。这些穴位都是补虚培元的要穴，在治疗操作时脾俞、肾俞、大肠俞、膈俞、京门、期门、章门、三阴交、大椎、气海、关元进针得气后均用补法，水沟、委中进针得气后均用平补平泻法，每个穴位留针20min。每天1次，交替选用，灵活贯通，15次为1个疗程。疗程间隔7d，治疗期间你还要进行适度局部功能锻炼，在这种医患配合的情况下效果会更好。

第三种，选取大椎、至阳、腰阳关、次髎、秩边等穴位。大椎、至阳、腰阳关以温针灸，次髎、秩边配合电针治疗，这些穴位对于腰骶部疼痛和活动受限都有良好的改善作用，时间上每周治疗 5 次，15 次为 1 个疗程。

针灸在改善局部症状和缓解疼痛上效果较好，起到通经、活络、止痛的作用，早期针灸治疗有其独特的疗效，具体表现在治疗方法灵活多样，疗程较短，疗效肯定，不良反应少，且简便、易行、经济，经临床验证无毒性作用，如果不想吃药打针，想要缓解痛苦，针灸是很好的选择。

---

**看 病 攻 略**

针灸治疗简便安全，建议在附近中医院或正规针灸门诊部进行针灸治疗，不需要住院，随治随走，时间上也很灵活，对于像你这样的上班族影响较少。

---

## 3. 怎样进行强直性脊柱炎的中医蜂针疗法？

小李：大夫，蜂针是怎么治疗的，是用蜜蜂吗，疗效怎么样呢？

英萍医生：简单的可以这么理解，但蜂针不只是蛰一下那么简单，还需要选对穴位，我用蜂针治疗的患者中都取得了良好的效果，尤其是疼痛和病情较重的患者，那么我就来详细的跟你讲讲我取穴和操作的方法，对于这项治疗方式你也有个更清晰的认识。

取穴：肝俞、肾俞、膈俞、夹脊穴、血海、足三里；配穴取合谷、委中、丰隆、阳陵泉、曲池、风池、三阴交、悬钟、环跳、太冲、承山、阿是穴等。配穴都是根据你不同时期的症状略加调整的穴位，平均每次蜂针选取大概10个左右的穴位就可以了。

首先说说治疗的过程，先做试敏，看看结果是不是阴性，试敏阴性就可以治疗了。过敏试验：我们上午先予一只蜜蜂螫刺你的腰椎两侧的皮肤，大概旁开3cm左右，10s后拔出，若无明显反应，下午在另一侧皮肤上再用一只蜜蜂螫刺，1min后拔出。若30min内仅有轻度反应（红肿范围直径在5mm以内的），并且体温、呼吸、血压、肝功能、肾功能、血常规、尿常规无明显变化者，为阴性。就可以开始治疗了，假设出现了中度局部反应，那么就必须进行脱敏后，再进行治疗。

再说说具体方法：首先我们要常规消毒，用75%的酒精在选取的部位上进行涂擦消毒，之后用镊子轻轻夹住蜜蜂的头部，使其腹部尾部直接接触穴位上的皮肤，蜜蜂即弯曲腹部伸出尾部的钩针刺入到穴位处。等待30min后用镊子拔出螫针，再进行局部的消毒，蜂针后观察30min后再走，每天1次，选用蜜蜂只数可逐渐增多，但最多一次不超过20只，以免出现不良反应。

蜂针的好处有很多，蜂针疗法中医治则主要是疏通经络、调和气血、宣痹止痛的作用，强直性脊柱炎会出现经脉不通，气血不足，蜂针正好对应此证，还有就是从西医上理解，蜂毒中包含着50多种生物活性物质，这些活性物质具有很强的抗炎、镇痛、改善微循环的作用，对强直性脊柱炎治疗是有效的，在了解蜂针的操作和作用后，就没有那么担心了吧。

治疗攻略

根据蜂针治疗后的患者反馈，效果良好，有一个患者让我印象很深刻，是一个十几年的强直性脊柱炎的患者，本来都无法行走了，蜂针两个疗程后，可以拄拐走路了，效果是可见的，大部分患者都或多或少的缓解了症状，让患者增强了治疗的信心。

## 4. 怎样进行强直性脊柱炎的中医销灸疗法？

小李：大夫，那销灸和针灸是一样的吗，是怎么治疗的呢？

英萍医生：销灸则是采用药物和艾灸结合的一种治疗方式，采用温热刺激的方法，直接对应患处，操作上也是先确定穴位，这个主要选取督脉上的穴位进行治疗。

治疗操作上，先要准备敷药（药包内含有麝香、斑蝥粉、花椒粉、肉桂、小茴香），先把大蒜去皮后捣烂成泥状，选用3～5年的陈艾绒。患者俯卧位充分暴露出背部，在背部脊柱及两侧肌肉丰隆处做常规消毒，涂上蒜泥，在脊柱正中线撒上药粉，并在脊柱两侧的膀胱经（膀胱经：脊柱中线旁开1.5寸、3寸的两条线）上铺敷3寸宽、5分厚的蒜泥一条，然后在蒜泥上铺成长条形艾柱一条，点燃艾柱头、身、尾三点，让其自然烧灼。燃尽后再继续铺艾柱施灸（一般以3～5壮为宜）。艾灸后需移去蒜泥，用湿毛巾轻轻揩干。灸后起疱可用消毒针挑破，用药棉揩干，再涂上亚甲紫。销灸可以减少关节处的风寒湿邪，缓解酸、麻、肿、痛等症状，并在周身形成严密的保护网，避免风寒湿邪的入侵。

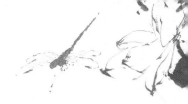

> **治 疗 攻 略**
>
> 膀胱经多气多血，在治疗上选用膀胱经更有利于增强行气活血之效，治疗强直性脊柱炎气血瘀痹效果较好。

## 5. 怎样进行强直性脊柱炎的中医穴位注射疗法?

小李：大夫，那穴位注射是注射西药吗，有没有激素之类的呢，我听说激素对身体不好，还会影响骨头？

英萍医生：穴位注射可以注射中药制剂，是没有激素的，也没有麻药，你可以放心。我们中医也有中药制剂可以注射到穴位里，跟西医的激素配合麻药那种是不一样的，注射穴位采用中药制剂的当归注射液，可以起到活血化瘀补虚的作用，取穴：夹脊穴和阿是穴。

治疗操作上，先准备好药物：以夹脊穴为主，从上至下每天选取一组抽取当归注射液 2ml 及维生素 $B_{12}$ 注射液 0.25mg（维生素 $B_{12}$ 是营养神经的药物，不是激素），向脊柱方向斜刺 1 寸左右施以捻转手法，待患者得气有酸胀痛感时回抽无血，（穴位注射一定要回吸，避免进入血管）缓慢推入药液。每周 3 次。10 次为 1 个疗程，疗程之间休息 2～5d，之后再行下一个疗程。有温经散寒，活血通络，强筋壮骨止痛的作用，直接作用在病变部位，尤其对你的症状改善效果较好。

治 疗 攻 略

　　穴位注射风险较高，应到正规医院进行治疗，治疗操作上每次调换位置进针前应回吸是否无血，确定针下组织，保证安全。穴位注射严格执行无菌操作，治疗时间短，疗效快，应用范围广，对于时间紧迫的人来说是不错的选择。

## 6. 怎样进行强直性脊柱炎的中医火针疗法？

　　小李：大夫，我不太明白火针和针灸有什么区别，我适合哪个呢？

　　英萍医生：火针的治病原理在于借"火"之力刺激穴位或局部，具有温经散寒、祛风化湿、活血通络、扶正祛邪，以及以热引热、行气散毒的作用。如果从西医上来讲，以火针直接刺激病灶及反射点，能迅速消除或改善局部组织水肿、充血、渗出、粘连、钙化、挛缩、缺血等病理变化，从而加快循环，旺盛代谢，使受损组织和神经重新修复。而且火针携高温直达病所，针体周围微小范围内病变组织被灼至炭化，粘连板滞的组织得到疏通松解，局部血流循环状态随之改善。采用火针治疗前后，病变部位的皮肤温度有明显提高，以升温为主，且微循环的血流速度明显加速血液状态明显好转。

　　中医来看，火针以热引热，行气散毒。火针借助火力强开外门，将热邪引出体外，火针不仅对于风寒湿引起的痹证和寒证有效，同时对热证也卓有成效。热证由于局部血气壅滞，火郁而毒生，往往出现红肿热痛等多种表现。使用火针，借火力强开其门，引动火热毒邪直接外泄，从而使热清毒解，同时可以使血管扩张，血流加速，腠理宣通。开门祛邪，即通过灼烙人体腧穴腠理而开启经脉脉络之外门，给外邪出路。痹证日久，必然在体内产生一些诸如瘀血、水湿等致病性病理产物，一旦形成，就会停滞于局部经脉、关节，火针治疗可达到事半功倍之效。

目前研究火针能够对人体大脑皮质、自主神经系统、内分泌系统、免疫系统及各个脏器组织产生一定的调整作用，并通过增强机体的细胞与体液的免疫功能促进代谢与细胞修复。对你的病效果会更好，但治疗方式没有好坏之分，综合治疗，才能更快更好地解决你的问题。

## 治疗攻略

火针疗法通过加热的针体，通过腧穴将火热直接导入人体，直接激发经气，鼓舞血气运行，温壮脏腑阳气。火针借火热之力，亦起到艾灸之功共同达到温通经络的作用，使气血畅通，"通则不痛"是为其理也。

### 7. 怎样进行强直性脊柱炎的中医穴位埋线疗法？

小李：大夫，穴位埋线是长期放在身体里吗，安全吗，会不会一直痛啊？

英萍医生：这个穴位埋线很安全，他是通过在穴位植入可吸收的羊肠线，对穴位形成持续刺激的一种治疗方法，没有其他的不良反应，会有一点疼痛感，但是一般人都可以忍受的，也不会影响睡眠。

治疗操作上，患者取俯卧位，用标记笔在双侧肾俞、白环俞作标记，常规消毒后，用2%利多卡因局部麻醉。医生用右手持针，针头顶压穴位，左手将一段处理过的羊肠线套于埋线针尖端的凹槽内，再用左手绷紧穴位皮肤，右手缓慢进针，将羊肠线埋于穴内肌层，出针后再次消毒，外敷无菌纱布。时间为10～15d埋线1次，5次为1个疗程。其原理有中西两方面，涉及穴位、经脉、药理、针刺等方面。针刺的效应，即埋线针在穴位中如针刺操作；更有药理的效应，即通过埋线对穴位长时间刺激及其蛋白线的分解与吸收，是其药理作用的表现。埋线疗法在临床中非常常用，安全有效，还可以减少对针灸的恐惧感。

治 疗 攻 略

埋线和针刺的效果差不多，而且留针的时间更长，让治疗的效果达到最大化，减少了每次针灸的刺痛和恐惧感，之所以能够取得很好的效果，主要是其具有穴位的效应，即所用的各穴位皆有本身的明确主治，如足三里埋线，就有足三里穴补益脾气，调整胃肠，扶正祛邪作用。

### 8. 怎样进行强直性脊柱炎的中医温针疗法与热敷？

小李：大夫，温针灸适合我吗，这和火针不都一样吗，还有就是热敷效果怎么样？

英萍医生：热敷就是改善局部的血液循环，起到舒筋通络，活血化瘀的作用，温针灸是结合了针刺和艾灸的一种治疗方法。

来看看温针灸的操作，首先患者俯卧，取穴为其相应夹脊穴及肾俞、委中、承山、昆仑、太溪、足三里。常规消毒后，针刺夹脊穴时针尖微斜向椎体，深 1.0～1.5 寸，产生酸胀感，针刺其余各穴按常规，操作得气（得气就是我们常常针灸能感受到的酸麻胀痛的感觉）后，均予艾炷夹于针柄上点燃，留针30min。每天 1 次，15 次为 1 个疗程。

---

### 治 疗 攻 略

温针灸对于风寒重和阳虚的证候效果更好。他与火针的热刺激效果相同，但略慢于火针，但火针对机体损伤较温针灸更大，疼痛感强，患者接受程度略差。

---

## 9. 怎样进行强直性脊柱炎的中医刺血疗法？

小李：大夫，刺血就是放血吧，我听说放血对身体不好，还会感染吧？

英萍医生：放血量不会很多，我们会严格按照无菌操作的，以保证你的健康为前提，我们在临床做过很多治疗了，都没出现你说的感染的问题，跟针灸差不多，也是先取穴，背部督脉与华佗夹脊穴梅花针叩刺或采取穴位点刺放血，选穴多为大椎、命门、腰阳关、肾俞、腰眼、与病变脊柱相对应的华佗夹脊穴。

治疗操作上，操作时首先行皮肤常规消毒，一般仅取主穴刺血，效不显时加配穴针刺。先以粗毫针在大椎、腰俞浅刺数针，并拔罐 10～15min。阿是穴用三棱针将血络刺破，使出血至血色变淡为止，压痛点点刺后加罐 5～10min。每次出血量控制在

30ml 左右。配穴针刺，用提插捻转补法，留针 30min。刺血每周 1 次，10 次为 1 个疗程。针刺隔 3 天 1 次，10 次为 1 个疗程。放出适当的血液达到活血理气，改善血液循环，是有效的治疗强直性脊柱炎的手段。少数患者根据病情施以较大面积刺络放血。治疗每天 1 次，15 次为 1 个疗程，疗程间休息 2d，刺血部位不能交替者，隔天行 1 次放血。放出适当的血液达到活血理气，改善血液循环的目的，是有效的治疗强直性脊柱炎的手段。

## 10. 怎样进行强直性脊柱炎的超微针刀疗法？

小李：大夫，超微针刀也能治疗我的病吗？

英萍医生：超微针刀对于你的疼痛和因强直性脊柱炎导致的腰骶疼痛效果是值得肯定的，超微针刀治疗，在临床用途非常的广泛，在骨科还常用于治疗筋膜粘连和肌肉结节及损伤等病症，而且在超微针刀疗法广泛进入临床以后，就有人开始采用该疗法治疗强直性脊柱炎，2～6 个月即取得满意效果。对于单纯药物治疗效果差或疗效不持久的一些顽固性痛点，痛性结节，条索及肌肉、韧带紧张，可运用超微针刀进行纵、横向剥离松解，纤维切割，铲削磨平，瘢痕刮除，起到以松定痛的作用。

腰椎解剖部位比较复杂，臀部有重要神经血管通过，肌肉丰满，超微针刀操作难度更大。稍不小心就会损伤神经血管，经过多年临床经验我探索出了一套安全又有效的超微针刀松解疗法，这种方法的操作要领是：严格执行小针刀三步进程，针刀快速进入皮下，然后逐步分层次突破，首先突破浅筋膜，之后再突破深筋膜，最后到达骨面，并不是一刀直接针到骨面。每到达一个层次后稍停留一下，不要忙于铲切，而是要仔细地感受刀下的硬度，一旦碰到比较硬的硬结，就快速铲切突破。不大幅摆动，也不要在骨面上刺激。最重要的是根据患者的感觉调整进针的方向和层次。这种手法的好处是能松解到各个层次的病灶，又很少损伤和出血，更能最低限度地减轻患者痛苦。腰骶部及臀部血管分布丰富，在分离松解中损伤是必然的，要有思想准备，最简单的方法就是：每次出针后立即压迫止血，10min 后，再检查局部有无异常，才能让患者离开。

简单说超微针刀属于手术的一种，可对病变部位的瘢痕、挛缩组织，进行有效的切割、松解和分离，使强硬强直的脊柱恢复弹性，采用牵引法拉开椎间间隙和缩短的软组织，采用揉、点、按等手法，刺激相关肌肉组织和穴位，能松解肌肉痉挛，柔化强硬组织，具有疏通经络、活血止痛之功用。

## 治 疗 攻 略

强直性脊柱炎的疼痛部位，除了与夹脊、足太阳膀胱经联系非常密切外，还与足阳明胃经、足少阳胆经、足少阴肾经在下肢非常一致。临床上应当将病变的部位与中医的经络循行相结合进行治疗。

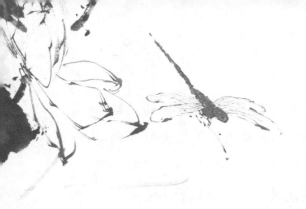

# 第3章 强直性脊柱炎的调养与康复

## 第一讲 中医药疗法

### 1. 中医对强直性脊柱炎的认识如何?

小李: 大夫, 我这个病跟我的生活习惯有关系吗?

英萍医生: 就像我们之前讲过的那样, 强直性脊柱炎属于中医学的痹证范畴, 而且你的生活起居潮湿和工作环境等都是诱发此病发生的病因, 久而久之伤及自身的正气, 导致正气不足, 所以容易得这个病。生活起居, 居住环境, 工作压力等不良因素是导致本病的发生发展的关键, 中医治疗去根, 也是针对病因来说的, 病因没有解除, 这个病也不会有明显改善。

### 2. 中医治疗强直性脊柱炎有哪些特色?

小李: 大夫, 我这个病中医和西医相比哪个效果好啊?

英萍医生: 小李, 对于你现在的情况来看, 我的建议是可以用中医中药调理, 为缩短病程时间, 中西医结合起来效果会很好的, 由于强直性脊柱炎病因未明, 目前没有太好的根治方法。

例如我们上面在西医部分提到过的, 介绍了西药常采用非甾体抗炎药、慢作用抗风湿药、激素类药物、生物制剂等，这些药物都有消化道反应、骨髓抑制、肝肾功损害、继发感染、性腺抑制等不良反应。而中医药在强直性脊柱炎治疗中发挥着重要作用，中医药治疗强直性脊柱炎具有整体调节、内外兼治、突出个体、长期治疗安全有效等优势。而且中医对于早期的患者，能迅速地减轻疼痛、有效地减缓进程，在化验指标正常情况下，出现症状，可以先用中医中药进行早期诊疗，西医在没有影像支持的情况下，是不会轻易用药的，中医中药可以早期发现，早期治疗，且中药还能调节人体正气，有效缓解病情，改善体质，减少西医类药物的损伤，减轻药物不良反应，一般正确的使用中药，很少发生不良反应，早期发现，早期治疗，效果较好。

### 3. 中医对于强直性脊柱炎的日常调护有哪些？

小李：大夫，现在我也不清楚具体怎么办，这个病能好吗？

英萍医生：首先咱们要对这个病有个全面的认识，只有充分了解这个病才能更好地去治疗和调养，强直性脊柱炎是一种脊椎的慢性进行性炎症性病变，需要长期治疗与保健，所以要有长期治疗的心理准备，最坏的可能就是关节受到严重侵袭，变形，导致无法行走，咱们中医治疗既要辨病又要辨证，还要八纲辨证和脏腑辨证，紧密结合采取综合治疗，要准、要稳的立法原则。要达到上述目的，前提在于早期诊断早期治疗，采取综合措施进行治疗，体疗、理疗、药物和外科治疗等。这个病治疗先从你和你的家人着手，使其了解疾病的性质、大致病程、可能采用的措施及将来的预后，以增强抗病的信心和耐心，取得他们的理解和密切配合。

## 4. 强直性脊柱炎中医如何分型?

小李：大夫，中医的辨证论治，具体是什么意思呢，我的这个病都有哪些证啊？

英萍医生：辨证论治可以更全面、更深刻、更正确地揭示疾病的本质。所谓辨证，就是根据中医望、闻、问、切四诊所收集的资料，通过分析、综合，辨清疾病的病因、性质，概括、判断为某种性质的证。论治又称施治，是根据辨证的结果，确定相应的治疗方法。辨证和论治是诊治疾病过程中相互联系不可分离的两部分，强直性脊柱炎有五种分型，一是湿热壅滞型；二是寒湿留着督脉；三是肝肾阴亏邪留督脉；四是脾肾阳虚寒留督脉；五是肝肾精亏督脉失养。想要了解全部的分型，我在后面一一讲解。

### 调养攻略

现在呢，能做的就是平时注意日常生活中的调护，要维持正常姿势和活动能力，如行走、坐位和站立时应收腹，睡觉时不用枕或用薄枕，睡硬木板床，取仰卧位或俯卧位，每天早晚各俯卧半小时，参与力所能及的劳动和体育活动，工作时注意姿势，防止脊柱弯曲畸形等。更重要的是时刻保持乐观情绪，消除紧张、焦虑、抑郁和恐惧的心理；戒烟酒；按时作息，参加医疗体育锻炼。了解药物作用和不良反应，以利配合治疗，取得更好的效果。

## 5. 何谓强直性脊柱炎的湿热壅滞型?

小李：大夫，按照你们中医说的，我这是啥证型啊，可以吃点啥药呢?

英萍医生：小李，我们中医看病，整体观念，辨证论治。

根据上面提到过的，你的病情处于强直性脊柱炎早、中期的急性活动期，阳盛邪实，邪正斗争激烈，气血壅滞。在我四诊（望、闻、问、切）观察后得出：腰部疼痛、拒按、僵硬、屈伸不利、夜间尤甚、右眼红肿疼痛、活动后减轻，甚则不能活动，小便黄赤，大便干结，舌红或暗红，苔黄腻或黄燥，脉弦数、滑数或濡数。如果病情继续发展可能还会出现伴下肢关节肿痛、灼热，身重发热，口干口苦，胃纳呆等湿热壅滞型。

治法治则：清热解毒，化湿通络，活血止痛。

方药：四妙丸加味。

中药处方：黄芩、黄连、黄柏、苍术、当归、姜黄各10g，薏苡仁、萆薢各15g，怀牛膝15g，泽兰15g，赤芍10g，生甘草10g。

> ### 治 疗 攻 略
>
> 根据病情发展或变化可以加减：湿重关节肿胀、苔厚腻者加茵陈、威灵仙各15g，泽泻、野木瓜各15g以除湿消肿；热盛关节灼热或有发热者加忍冬藤、白花蛇舌草各30g，赤芍、生地黄各15g，柴胡、黄芩各15g以清热凉血解毒；风盛血瘀，症见多关节肿痛、游走痛、恶风者，加防风15g，羌活、川芎各15g，鸡血藤30g以活血祛风；疼痛剧烈、瘀阻明显者，加三七（先煎）、蜂房各10g，丹参20g以活血通络止痛。用法：每日1剂，水煎，分2次服。

## 6. 何谓强直性脊柱炎的寒湿留着督脉？

小李：大夫，还有啥证型呢，去好多地方看过,说的都不一样呢？

英萍医生：还有其他的四种，我来讲讲寒湿留痹型，此型多见于强直性脊柱炎早、中期，病情呈慢性活动性，主要因素是体阳虚，风寒湿邪内侵，邪留督脉。会出现腰骶部冷痛

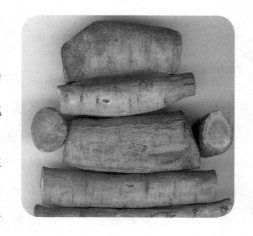

或重着，骨节酸痛，得温则好转，身体沉重，转侧不利，活动受限，尤其早上起来时最严重，起来活动活动后会略有减轻，阴天下雨时加剧，口淡不渴，舌淡红，苔白，脉濡缓或弦紧。

治法治则：散寒除湿，通督止痛。

方药：麻黄附子细辛汤合泽泻汤加味。

中药处方：鸡血藤25g，麻黄、桂枝、制附子（先煎）、大血藤、泽泻、泽兰、羌活、独活、川芎、当归各15g，白芷、细辛、炙甘草各10g，白术、白芍、黄芪各15g，桑寄生20g。

### 治疗攻略

根据病情发展或变化可以加减：寒邪束表，头痛恶寒者，加羌活15g，防风15g以疏风散寒解表；湿重，苔腻脘闷者，加砂仁（后下）10g，苍术、厚朴各15g以燥湿健脾；瘀血阻滞，痛有定处，反复发作者，加三七（先煎）、桃仁（打碎）各10g，制乳香、制没药各5g以逐瘀止痛。

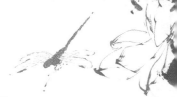

## 7. 何谓强直性脊柱炎的肾虚阴亏邪留督脉？

小李：大夫，我感觉我的肾也不好，跟这个病有没有关系啊？

英萍医生：由于你的年龄比较年轻，肾虚也比较轻微，观察你的病情处于早、中期，所以跟肾虚关系不大，而肝肾亏虚型多见于强直性脊柱炎中、晚期，呈慢性活动期，邪去阴伤或余热未清。肝肾亏虚型主要见于腰背强直，屈伸不利，腰酸腿软，肌肉萎缩，伴烦热盗汗，失眠易怒，目睛干涩，咽干，大便干少，小便黄，舌质偏红，苔薄或少苔，脉细弦或弦细数。

治法治则：滋养肝肾，祛湿止痛。

方药：六味地黄汤加减。

中药处方：生地黄、熟地黄、牡丹皮、黄芪、姜黄各 15g，山萸肉、菟丝子、泽泻、泽兰各 10g，茯苓、山药各 20g，羌活、防风、生甘草各 10g。

### 治疗攻略

根据病情发展或变化可以加减：若阴虚内热，咽干口燥，舌偏红、苔根腻者，加知母 15g，黄柏 15g 以滋阴清热燥湿；咽痛不适者加板蓝根 30g，桔梗 15g，怀牛膝 15g 以利咽止痛；阴虚盗汗、筋脉拘急者，加女贞子、旱莲草各 15g，玉竹 30g 以养肝肾，滋养筋脉。

## 8. 何谓强直性脊柱炎的脾肾阳虚寒留督脉？

小李：大夫，还有别的吗？

英萍医生：每个患者的症状都不一样，所以要辨证论治的，像你的病如果再拖延的话，就会影响脾肾了，就会出现强直性脊柱炎中、晚期，病久阴损及阳，或久服苦寒攻伐之剂损伤阳气。就会出现腰背强直，屈伸不利，腰酸腿软，肌肉萎缩。伴形寒肢冷，面色淡白无华，气短懒言，神疲乏力，自汗不止，形体消瘦，胃纳少，大便溏泻，夜尿频，舌淡或淡暗体胖，边有齿印，苔薄白，脉沉细。

治法治则：温补脾肾，散寒通督。

方药：金匮肾气丸加减。

中药处方：熟地黄、附子、徐长卿、肉桂、怀山药、桂枝、续断、狗脊、杜仲、怀牛膝各 15g，山萸肉、牡丹皮、泽泻、独活各 10g，茯苓、伸筋草各 20g，炙甘草 5g。

## 治疗攻略

根据病情发展或变化可以加减：脾胃不和、胃脘不适者加砂仁（后下）、陈皮各 10g，法半夏、鸡内金各 15g，海螵蛸 20g，麦芽、谷芽各 30g 以行气开胃消滞；肝肾不足见腰腿酸软，加续断、生地黄、女贞子各 15g，桑寄生 30g 以滋补肝肾；夜尿频者加益智仁 20g，淫羊藿 15g 以补肾固涩。

## 9. 何谓强直性脊柱炎的肝肾精亏督脉失养？

小李：大夫，那你看我这个病继续发展下去，会不会影响我的其他功能和内脏呢？

英萍医生：一般久病会累及肝肾，就像跟你提到过的，这是类风湿关节炎后期表现了，多见于强直性脊柱炎中、晚期，风寒湿由经络附着于筋骨，正气日耗，由气血而及于肝肾，肝肾精血亏虚，筋骨失养，风寒湿痰瘀胶着难去而筋挛骨损。症见腰背强直、屈伸不利、晨僵、腰酸腿软、肌肉萎缩、精神萎靡、头晕健忘、耳鸣耳聋、夜梦多、男子阳痿早泄、妇女月经量少、舌淡苔白、脉沉细弱。

治法治则：补益肝肾，强筋养督。

方药：独活寄生汤加减。

中药处方：独活、桂枝、徐长卿、补骨脂、当归各15g，狗脊、桑寄生各20g，茯苓20g，熟地黄、生地黄、白芍、怀牛膝、杜仲、续断各10g，炙甘草5g。

---

**治 疗 攻 略**

根据病情发展或变化可以加减：兼血瘀或疼痛较甚，加三七（先煎）、泽兰各15g，姜黄、丹参各15g活血止痛；梦遗、滑精者，加金樱子15g，桑螵蛸20g补肾固涩；女子月经不调者加益母草、鸡血藤各30g，菟丝子20g以补肾调经活血。

---

## 10. 单方验方如何治疗强直性脊柱炎？

小李：大夫，有没有简单的办法，可以在家自己煎中药呢？

英萍医生：这个病是较为复杂的疑难病之一，单纯依靠中药或者某一种疗法，对控制病情发展，显得有些不足，如果想

要在家的话，可以吃点单方，比如雷公藤煎、雷公藤合剂，在家自己就可以煎煮着喝的，要是吃西药就只能控制炎症，治疗其标，中医慢作用药以治本，但临床来看疗效不甚理想，不良反应多，应结合中医整体观治疗，从发病部位及证候表现和病因病机分析，以辨证论治为指导，我跟你说的这两个单方验方都是针对你的病情来的，你可以试试看。

### 11. 中医雷公藤煎如何治疗强直性脊柱炎?

小李：大夫，自己也可以熬制吗，那雷公藤煎具体怎么熬呢?

英萍医生：雷公藤煎主要由雷公藤根（去皮之木质部分）15g 组成。

用法：上药加水 500ml 置砂锅内，用文火煎煮 2h，煎成 200ml，滤出药液，再加水 400ml，煎成 200ml，前后二汁混合为 1 日量，分 2 次服，7d 为 1 个疗程，停 3 ～ 4d 继续治疗。

---

#### 煎 药 攻 略

一定要注意自己熬雷公藤的时间不能过短，肝肾毒性大，长时间熬制可以降低其毒性，保证用药的安全。

---

### 12. 中医雷公藤合剂如何治疗强直性脊柱炎?

小李：大夫，雷公藤合剂是口服还是外敷的呢?

英萍医生：雷公藤合剂是口服的，很方便，制作一次可以存放保存，它的组成有：雷公藤 2 500g，制川、草乌各 320g，

红花、炒杜仲各180g，当归、生黄芪各180g。

用法：上药加水7 500ml，煎取药汁5 000ml，药渣再加水7 500ml，煎取药汁3 000ml；药渣第3次加水4 000ml，煎取2 000ml。三次共取药汁10 000ml，冷却后加入60度白酒1000ml，混匀分装入洗净的盐水瓶中，有效期1年，无须加防腐剂。临服时每瓶合剂加白（冰）糖100g，溶化后分服。

> ### 治疗攻略
>
> 但你一定要注意，要间断着喝，雷公藤合剂有活血通络作用。特别注意胃出血情况，最好饭后服用。

## 13. 治疗强直性脊柱炎的中成药有哪些？

小李：大夫，有现成的中成药吗？

英萍医生：有几种可以给你推荐的，你去药店就能买到。

（1）骨刺消痛液

药物组成：川乌、威灵仙、怀牛膝、桂枝、木瓜。

功效：祛风散寒止痛，除湿通络。

主治：寒湿阻络型强直性脊柱炎。

用法用量：口服，每次10～15ml，早晚各1次。

（2）壮腰健肾丸

药物组成：狗脊、鸡血藤、黑老虎、金樱子、千斤拔、牛大力、桑寄生（盐酒蒸）、女贞子（蒸）、菟丝子（盐水制）。

制法：上药共为细面，炼蜜为丸，每丸5～6g。

功效：补肾壮骨，养血通络，祛风除湿。

主治：肾虚型强直性脊柱炎。

用法用量：口服，成人每次1丸，早、中、晚各1次。

（3）活络丹

药物组成：蕲蛇、天麻、当归、威灵仙、全蝎、麝香、牛黄等。

功效：祛风除湿，通络蠲痹止痛。

主治：寒湿闭阻型强直性脊柱炎。

用法用量：成人每次1丸，早、晚各1次。孩童服成人量的1/3、1/2，黄酒或温开水送服。

（4）鸡血藤膏（胶）

药物组成：鸡血藤煎膏、鲜续断、鲜川牛膝、黑豆、红花。

功效：养血活血、通络止痛。

主治：瘀血阻滞型强直性脊柱炎。

用法用量：口服。胶剂可将胶研碎，用水酒各半化服。每日9～15g。早晚各1次。若膏剂，则用水酒各半炖化服。

（5）风湿寒痛片

药物组成：青风藤、桂枝、附子、生薏苡仁、鹿茸、枸杞子、黄芪、黄芩等。

功效：祛风散寒，利湿通络，扶正固本。

主治：早期强直性脊柱炎属风湿寒邪痹阻者。

用法用量：每次6～8片，病重者12～15片，每日3次。

（6）类风湿灵液

药物组成：重楼、狗脊等。

功效：祛风散寒除湿，壮腰健肾化瘀。

主治：肾精亏虚，风湿寒邪痹阻之强直性脊柱炎。

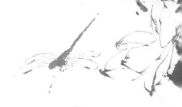

用法用量：每次 20ml，每日 2 次。

（7）知柏地黄丸

药物组成：知母、黄柏、熟地黄、山药、山萸肉、牡丹皮、茯苓、泽泻。

功效：滋阴降火。

主治：早期强直性脊柱炎，属阴虚火旺者。

用法用量：每次 1 丸，每日 2 次。

（8）除痹散

药物组成：荆芥、防风、秦艽、丁香、肉桂、草乌、没药、胡椒、细辛各 20g。

功效：祛风散寒除湿，温经通络止痛。

主治：寒湿阻痹经络型强直性脊柱炎。

用法：上药共研细末混匀。先用凡士林在腰背痛处涂一层，然后将药末撒于腰痛部位，用数层醋浸透的纱布盖在上面，在纱布上洒 95% 的酒精或 65 度的白酒少许，用火点燃，当患者觉得腰背部热烫时立即熄灭，外加温水袋保温。

（9）消肿祛痛灵

药物组成：七叶一枝花、红花、透骨草等。

功效：解毒消肿，活血化瘀，祛风湿寒。

主治：强直性脊柱炎腰背痛甚者。

用法：先打开消肿祛痛灵外包装塑料袋，取出药袋，将药粉从塑料袋端倒入纸袋端摊平药粉，敷于患处。每日 2 ～ 3h。

## 14. 治疗强直性脊柱炎的英萍验方有哪些？

（1）祛风通络汤加减

配方：桑寄生、千年舰木瓜、川牛膝、怀牛膝、川断、杜仲各 15g，鹿角片（先煎）、乌梢蛇各 10g，甘草 5g。

制用法：用武火先煎鹿角片 10min，再将用水浸泡约 15min 的其他药物和适量的水放入砂锅中。继用武火烧开，并再以文火煎 20min，取汁分早晚两次饭后温服，若服药期间未见明显不良反应，可连服 3 个月。

功效：壮督除痹、祛风通络。用治强直性脊柱炎。

（2）通络熄风汤加减

配方：桑枝 15g，忍冬藤 15g，白芍 15g，草薢 15g，秦艽 10g，当归尾 15g，蚕沙 10g，豨莶草 15g，薏苡仁 15g，甘草 5g。

制用法：水煎服，每日 1 剂。

功效：活络祛湿，息风缓痛。用治强直性脊柱炎。

（3）黄芪汤加减

配方：苏枝节、竹枝节、桂枝节、松枝节、杉枝节各 15g，桑枝节 15g，黄芪 25g，当归 20g，白芍 15g，川芎 10g，甘草 5g。

制用法：水煎服。

功效：益气养血，通络止痛。强直性脊柱炎。

（4）苡仁汤加减

配方：生薏苡仁 15g，半夏 15g，苍术、羌活、独活、威灵仙、云茯苓各 12g，防风（先煎）10g，川乌（先煎）、甘草（炙）各 6g，麻黄（炙）3g。

制用法：水煎服。

功效：祛风除湿，通利关节止痛。治关节疼痛，肿胀，沉重或肌肤麻木，舌苔白腻，脉濡缓为主要症状的强直性脊柱炎。

（5）两乌散加减

配方：制草乌、制川乌、薏苡仁各100g，生地黄200g，制乳香、制没药各150g，马钱子50g。

制用法：研末水冲服。

功效：温经散寒，通络止痛。治强直性脊柱炎，寒湿型。

（6）熟地补益汤加减

配方：熟地黄20g，骨碎补、威灵仙各15g，淫羊藿、补骨脂、炙穿山甲（代）、牛膝、桂枝、赤白芍、苍术、川断、知母各10g，制附片、麻黄（炙）、松节各5g，防风12g。

制用法：水煎服。

功效：滋补肝肾、除湿止痛。治病程较久，关节变形，强直挛缩，屈伸少利，舌质淡或瘀暗，尺脉弱为主要症状的寒痹型强直性脊柱炎。

（7）蛇虫丸加减

配方：白花蛇2条，蜈蚣（炙）2条，全蝎（炙）15g，马钱子（制）5g，蜂房（炙）、广地龙、白僵蚕各15g。

制用法：将马钱子与绿豆同煮，煮至绿豆开花为度，剥去皮，切片晒干，用土炒至褐色。余6味文火焙干。共研细末，过极细筛，装入0号胶囊900～1000粒。每天服3次，每次8粒，连服40天为1个疗程。

功效：祛风通络止痛，用治强直性脊柱炎。

（8）防风茯苓汤加减

配方：防风、茯苓各12g，麻黄（炙）、葛根、甘草（炙）各6g，当归、桂枝各10g，秦艽15g，生姜3片，大枣5枚。

制用法：水煎服。

功效：祛风除湿，活血通经，治强直性脊柱炎。

（9）乌头通痹汤加减

配方：制乌头（先煎）10g，黄芪15g，桂枝10g，芍药15g，穿山龙15g，地龙15g，青风藤15g，钻地风15g，僵蚕15g，乌梢蛇15g，蜂房10g，甘草5g。

制用法：水煎服，每日1剂。

功效：温经散寒，驱风除湿，通络扶正。用治强直性脊柱炎。

（10）黄芪秦艽汤加减

配方：黄芪20g，秦艽20g，防己15g，红花15g，桃仁15g，青风藤20g，海风藤20g，地龙15g，桂枝15g，牛膝15g，甲珠15g，白芷15g，白鲜皮15g，甘草15g。

制用法：水煎服，每日1剂。

功效：驱风散寒，除湿清热，通痹行瘀。用治强直性脊柱炎。

（11）消痛饮加减

配方：黄芪25g，桂枝10g，白芍10g，桑寄生15g，生龙骨15g，生牡蛎20g，独活15g，细辛2g，秦艽10g，威灵仙10g，川乌10g，穿山甲（代）10g。

制用法：每日1剂，早、晚饭后2次水煎服。

功效：补气血，祛风湿，止痹痛。治强直性脊柱炎。

（12）补肾活血汤加减

配方：当归15g，赤芍15g，生地黄15g，桃仁5g，红花5g，茯苓15g，泽泻10g，川芎5g，牡丹皮10g，木瓜10g，蜂房5g，桂枝10g。

制用法：水煎服，每日1剂。

功效：补肾活血，调肝养阴，强筋壮骨。用于治强直性脊柱炎。

（13）加味四藤汤加减

配方：钩藤 25g，排风藤 25g，银花藤 25g，鸡血藤 25g，老鹤草 10g，黄芪 20g，石斛 15g，生地黄 15g，川芎 15g，赤芍 15g，制没药 10g，制乳香 10g，甘草 10g。

制用法：水煎服，日 1 剂 3 次服，10 日为 1 个疗程。

功效：活血通络，散风除痹。用治强直性脊柱炎。

（14）加味龙蛇散

配方：干地龙 30g，白花蛇（或金钱蛇 2 条）30g，蜈蚣 2 条，全蝎 15g，玄胡 10g，甲氧氯普胺 200mg。

制用法：晒干，微焙，研细末，去粗皮，再兑入甲氧氯普胺粉，装入胶囊，每粒约 0.25g，每次 4 ～ 5 粒，每日 3 次口服。

功效：消炎镇痛，调整免疫功能。用治强直性脊柱炎。

（15）蠲痹定痛汤加减

配方：乌梢蛇 10g，蜈蚣 2 条，川桂枝 10g，细辛 3 ～ 4g，甘草节 4g，雷公藤 10g，红花 9g，制乳香、没药各 5g，制草乌 5g，制川乌 5g。

制用法：上药加冷水浸泡 2h，置砂罐中煎沸后小火煮 1h，药渣再加水煎沸后小火煮半小时。晚睡前热服头汁，次日清晨热服二汁。

功效：用治强直性脊柱炎。

（16）散痹汤

配方：青风藤 40g，生麻黄、桂枝、生姜各 10g，制附子（先煎 1h）24g，木通 6g，生石膏 18g，甘草 6g。

功效：祛风壮阳，活络强筋。

主治：寒湿痹阻，阳气偏虚型强直性脊柱炎。

用法用量：水煎服，日1剂。

（17）强脊汤

配方：雷公藤25g，生地黄30g，川断15g，金银花30g，川牛膝18g，赤芍15g。

功效：祛风除湿，化瘀通络。

主治：风湿之邪痹阻经脉，兼有瘀滞型强直性脊柱炎。

用法用量：水煎服，日1剂。

（18）肾痹汤

配方：熟地黄、首乌、淫羊藿、桑寄生、川断、丹参各20g，杜仲、地龙各15g，川芎、红花各12g，菝葜、金毛狗脊各30g。

功效：益肾养血，祛邪化瘀。

主治：正虚邪实型强直性脊柱炎。

用法用量：水煎服，日1剂，3周为1个疗程。

（19）舒经通络方

配方：肉桂30g，吴茱萸90g，葱头30g，花椒60g。

功效：温经散寒通络。

主治：强直性脊柱炎属寒湿阻络者。

用法：上药共炒热，以纱布包趁热反复熨敷痛处。

（20）热痹外洗方

《素问·痹论》云："五脏皆有所合，病久而不去者，内舍于其合也。故骨痹不已，复感于邪，内舍于肾。"

配方：桑枝500g，海风藤、络石藤各200g，豨莶草100g，海桐皮、忍冬藤、鸡血藤各60g。

功效：清热利湿，通络止痛。

主治：强直性脊柱炎湿热阻络，热重于湿者。

用法：诸药共研细末，纱布包扎好，加水3000ml煎煮，过滤去渣，乘热洗浴患部。每日1次，每次约1h，7～10d为1个疗程。

## 15. 强直性脊柱炎在临证用药时有哪些讲究？

风湿病宜缓攻缓补，随证时应知常达变，以变应变，始能提高疗效。治疗强直性脊柱炎亦如此，下列药物药性平和，随证选用1或2味可提高疗效。如需加强祛风湿药力者，可选加威灵仙、羌活、苍术、防风、独活；若加强通经络药力者，可选用枝藤之品，如络石藤、宽筋藤、鸡血藤、桑枝、海风藤、雷公藤；如需加强补肝肾，强筋骨药力者，可选加川断、牛膝、杜仲、桑寄生、五加皮；如有肌肉萎缩者，则可重用黄芪、白术、生地黄、淫羊藿；如久病或痛甚，即使无明显瘀阻征象，也应加用化瘀药物，可选用活血化瘀之缓品，取宿邪宜缓攻之意，如川芎、当归、丹参、姜黄、赤芍、田七、泽兰、桃仁、红花；对腰背强直、僵硬、屈伸不利者，应加用虫类搜风剔络之品，如全蝎、蜈蚣、僵蚕、地龙、蜂房、乌梢蛇，虫蚁之类具迅速飞走之灵，可祛浊开凝，宣通气血；如见肢体麻木不仁，关节肿久不消，可酌加胆南星、白芥子、白芷、贝母、法半夏以祛除痰凝；如见咽部红肿，咽干不适，可选加玄参、麦冬、桔梗、岗梅根、射干、火炭母等利咽解毒之品；大便干结者，加枳实、何首乌、肉苁蓉以行气润肠；腹痛、腹泻者加黄连、木香、草薢、车前草以前后分消；久服搜风通络之品，易破气耗血伤阴反而不利筋脉的濡润，若见筋脉拘急，此时可加玉竹、山药之类以润养筋脉。

## 16. 常用于强直性脊柱炎治疗的中药药对有哪些？

（1）雷公藤配鸡血藤：雷公藤味辛、苦，性温，有大毒，入肝、肾经，具有通行十二经络之力。功能清热解毒，祛风除湿，舒筋活血，通络止痛；鸡血藤味苦、甘，性温，入心脾经，功能养血活血，舒筋活络。《现代实用中药》载："（鸡血藤）为强壮性之补血药，适用于贫血性之神经麻痹症，如肢体及腰背酸痛、麻木不仁等。又用于妇女月经不调，月经闭止等，有活血镇痛之效。"现代药理研究证实，雷公藤含有70多种成分，具有10多种药理作用，尤其是具有较显著的抗炎作用，且其大多数成分具有免疫抑制作用，少数呈免疫调节作用，恰好是对强直性脊柱炎发病机制中的主要环节发挥作用。雷公藤不良反应较多，其中对生殖系统的影响在一定程度上限制了本药的应用。育龄女性服药2～3个月后可出现月经紊乱，主要为月经量减少，服药长者闭经发生率为30%～50%。男性则见少精，为了减少以上不良反应，我们常用雷公藤6～10g，配用鸡血藤30g（雷公藤能使部分患者出现白细胞减少，而鸡血藤能升高白细胞），有时也配伍熟地黄、当归、补骨脂等养血补肾之品。

（2）蜈蚣配全蝎：蜈蚣味咸，性温，全蝎味辛，性平，两者均有小毒，具入肝经，有息风止痉，解毒散结，通络止痛之功。蜈蚣脊柱特别发达，以通达督脉见长，张锡纯说："蜈蚣走窜之力最速，内而脏腑，外而经络，凡气血凝聚之处皆能开之。""蜈蚣入药不必去其头足，去掉头足反而影响药力"（恽铁樵语）。

朱良春老中医认为全蝎"并擅窜筋透骨，对于风湿痹痛，久治不愈者，更有佳效"。两药相配，外达经络，内走筋骨，有祛风除湿，散寒祛瘀，化痰定痛之效。强直性脊柱炎各期均可配用。

（3）僵蚕配地鳖虫：僵蚕味咸、辛，性平，入肝、肺经。功能息风止痉，祛风定痛，化痰散结。地鳖虫味咸，性寒，入心、肝、脾经，擅长破血逐瘀，续筋接骨。僵蚕主要含脂肪及蛋白质，白僵菌还含甾体 $11\alpha$- 羟基化酶系，用于合成类皮质激素，能增强机体防御能力和调节功能。地鳖虫"善化瘀血，最补损伤"（《长沙药解》），朱良春老中医认为本品破而不峻，能行能和，虚人亦可用之。僵蚕擅于化痰散结，地鳖虫长于活血化瘀，两者相伍恰合强直性脊柱炎痰瘀互结之病机。

（4）鹿角配鳖甲：鹿角味甘、咸，性温，入肝、肾经，具有补肾阳，益精血，强筋骨的作用。鳖甲味咸，性平，入肝、肾经，善于滋阴清热，平肝息风，软坚散结。鹿乃纯阳之物，鹿角为督脉所发，故善温壮肾督，我们体会它有较强的镇痛作用。鳖乃至阴之物，善于养元阴而清虚热，单用即有止痛作用。如《补缺肘后方》即单用本品治疗腰痛不可以俯仰。鹿角与鳖甲均为血肉有情之品，两者相配，阴阳并调，适用于强直性脊柱炎的恢复期，根据阴阳虚损程度调整两者比例。

（5）淫羊藿配生地黄：淫羊藿味辛、甘，性温，入肝、肾经，功擅补肾壮阳，祛风除湿。生地黄味甘性凉，入心肝肾经，功能清热凉血、养阴生津。现代药理研究证明，淫羊藿有抗炎作用，能显著减轻大鼠蛋清性关节炎的关节肿胀。生地黄水剂或酒浸剂对大鼠关节炎有抑制作用，可拮抗外源性激素对垂体——肾上腺皮质的抑制，又能延缓肝脏对皮质激素的代谢，使血中皮质激素水平升高。这样既可保持皮质激素的一些生理效应，又可对抗其某些不良反应。如果患者出现腹泻，我们体会加入骨碎补10g即可缓解。淫羊藿配生地黄阴中求阳，阳中求阴，对调节免疫功能和防治激素停用后的反跳现象均有佳效。生地黄常用量为30～90g，淫羊藿为15～30g。

（6）酸枣仁配延胡索：酸枣仁味甘、酸，性平，入肝、胆、心经，有养心益肝、安神、敛汗的作用。延胡索味辛、苦，性温，入心、肝、脾经。擅长活血，行气，止痛。现代药理研究认为酸枣仁含有枣仁皂苷、脂肪油、有机酸等，具有镇静、催眠、镇痛的作用。延胡索含有延胡索甲素、乙素、丙素、去氢紫堇碱等20多种生物碱，有明显的镇静、催眠与安定作用。两药相伍，镇痛、镇静作用明显加强，尤其适用于强直性脊柱炎疼痛而伴有烦躁、失眠的患者。

# 第二讲　推拿疗法

## 1. 治疗强直性脊柱炎还有哪些其他疗法？

小李：除了之前介绍的疗法，我还有其他选择吗？

英萍医生：有人说骨骼病变是强直性脊柱炎的主要表现，在治疗上就应该以治疗骨

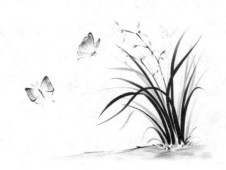

病为主。例如，可以用牵引拉开脊椎的间隙，避免粘连融合，可以用手术的方法矫正脊柱的弯曲变形。但是，这些都只是一种治标之法，如同向正在加热的沸水中加入冷水一样，只能暂时缓解症状，没有解决根本问题。强直性脊柱炎除侵犯四肢大关节外，还累及眼睛、心脏、肺脏、肾脏等很多脏器，以及其相关免疫检查阳性。因此强直性脊柱炎是一种具有遗传性的免疫性疾病，它具有进行性、全身性等特点，而并非是一种单纯的骨科疾病，因此在治疗上只有进行全身治疗，才能"釜底抽薪"，使各种免疫指标恢复正常，才能真正做到标本兼治。这就是为什么很多患者服用大量止痛药，而病情反而进行性发展的道理，所以，推拿及物理治疗在强直性脊柱炎中就起到十分重要的作用。

### 2. 推拿疗法在强直性脊椎炎中都有哪些应用？

小李：得了这个病，我能选择其他哪些恰当有效的治法呢？

英萍医生：小李，你得的这个病在中医学中属于"骨痹"范畴。前面我已经向你介绍了一些治疗方法及手段，但根据本病的病因及自身发病特点，往往是由于你机体的先天禀赋不足，加之居住、睡眠等问题，出现肝肾亏虚，又可能由于复感外邪，内外合邪，阳气不化，邪气内盛影响筋骨的荣养淖泽而致脊柱伛偻，出现现在的症状。你可以选择采用推拿疗法进行疾病的治疗，推拿疗法是通过在身体上一定部位或特定的穴位施用一定的压力进行治疗，推拿这个疗法可增强脊柱诸关节的功能动力，消除造成的关节损害和相应的韧带组织钙化等，能使关节、韧带组织的粘连松解。使脊柱的强直变形和韧带钙化的中后期

也能得到有效的控制。推拿的基本作用原理主要有两点，一是通过手法的生物学原理作用于人体的一定解剖部位，纠正人体解剖学的病理改变，恢复人体的正常的解剖关系，以达治疗目的；二是使用手法于患者的经络穴位（也包括一些特定的部位），通过对经络的作用，调整人体的气血、阴阳及脏腑功能，使得人体的生命功能得以全面恢复。推拿医生首先要了解中医学的基本理论和推拿的作用原理，熟练掌握各种基本的推拿手法，这样推拿手法才能达到良好的治疗效果。

### 3. 推拿在强直性脊柱炎中是如何发挥作用的？

小李：推拿是怎么对我的病起效的啊？

英萍医生：小李，听我给你解释，推拿的作用早期以清热利湿、解毒化癖、消肿止痛为主；后期以补益肝肾、解毒散结为主，通过温肾通督，达到化癖止痛的目的；取背部督脉、膀胱经为主、疼痛部位为辅。应用夹脊穴、膀胱经穴位、阿是穴，通过术者的掌根揉法、拇指点揉法、弹拨法、按揉法、椎体斜扳法、整理手法等，配合一些其他疗法，例如针刺、电针、火针、中药熏蒸、督灸、一指禅、拔罐等多种手段，互相配合，以达到上述治疗作用。揉法是以医生的指、掌、掌根、小鱼际、四指近侧指间关节背侧突起、前臂尺侧肌群肌腹或肘尖为着力点，在治疗部位带动受术皮肤一起做轻柔缓和的回旋动作，使皮下组织层之间产生内摩擦的手法。弹拨法用指端、肘深按于治疗部位，做如拨琴弦样的往返拨动，称为弹拨法。椎体斜扳法得通过他人协助用双手向同一方向或相反方向用力，使关节伸展或旋转，进行扳动肢体。这些手法在本病中的治疗作用十分显效，通过对人体的阴阳、气血、脏腑功能进行全面调整，进而起到疾病的治疗作用，同时又可以避免后遗症的出现。

## 4. 推拿手法在强直性脊柱炎治疗中是如何具体操作的？

小李：推拿手法是怎么进行的，我的家人可否为我实施呢？

英萍医生：这得由专业医生来进行，是沿着脊柱两侧膀胱经自上而下施按揉法，每次往返按揉 3～5min；膀胱经共有 67 个穴位，其中有 49 个穴位分布在头面部、项背部和腰背部，18 个穴位分布在下肢后面的正中线上和足的外侧部。首穴晴明，末穴至阴，本经的后背部穴位在脊柱旁 1.5 寸。用点法或按法点按膀胱经俞穴及夹脊穴 2～3min。用拨法拨脊柱两侧棘肌 2～3min。也可两手掌重叠自上而下有节律地按压脊柱等处，按压手法需要配合呼吸交替进行，即呼气时按压，吸气时松开，反复 5～8遍，这样才能达到有效的治疗目的。所以，你的家人对这种专业的操作手法还需慎重实施。

## 5. 药油推法在强直性脊柱炎中是如何应用的？

小李：有没有什么药物推拿手法治疗本病啊？

英萍医生：不知道你说的药物推拿手法具体指的是什么疗法，不过现在临床上频繁使用的有药油推法，采取俯卧位然后在你背部均匀涂抹药油。用摩法（用示指、中指、无名指指面或大鱼际肌腹或手掌面，着力于一定治疗部位，通过肩关节在前外方向的小幅度环转，使着力面在治疗部位做有节奏的环形平移摩擦的手法）由颈肩背至腰骶部按摩 1min。掌根压督脉由下向上推50次，掌张开由上向下推膀胱经50次。用点法或按法点按环跳（侧卧屈股，在股骨大转子最高点与骶骨裂孔的连线上，当外1/3与中1/3的交点处）、秩边（平第4骶后孔，骶正中嵴旁开3寸）、巨髎（巨髎穴位于人体的面部，瞳孔直下，平鼻翼下缘处，当鼻唇沟外侧）等穴各约1min，以酸胀为度，这就是药油推法在强直性脊柱炎中的应用。

## 6. 按揉法及拿法在强直性脊柱炎中是如何应用的？

小李：还有其他的推拿治疗方法应用治疗本病吗？

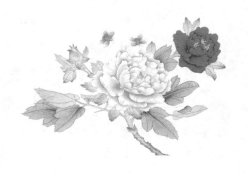

英萍医生：临床上还有其他方法，例如按揉法，本法施于髋关节及大腿根部2～3min；拿法拿大腿肌肉2～3min，做髋关节被动屈伸、外展、外旋运动1～2min，以助僵直的髋关节恢复运动功能。指按揉髀关（在股前区，股直肌近端、缝匠肌与阔筋膜张肌3条肌肉之间凹陷中）、风市（大腿外侧中线上，腘横纹水平线上7寸，腹外侧肌与股二头肌之间，直立垂手时，中指尖所点处是穴）、阳陵泉（胆属阳经，膝外侧属阳，腓骨小头部似陵，陵前下方凹陷处经气象流水入合深似泉，故名"阳陵泉"）、足三里（小腿外侧，犊鼻下3寸，犊鼻与解溪连线上，浅层布有腓肠外侧皮神经）、绝骨（在小腿外侧，当外踝尖上3寸，腓骨前缘处）等穴各约1min，以患者自觉酸沉为度，这些疗法在临床上也常作为治疗本病的手段。

## 7. 扩胸伸脊法在强直性脊柱炎中是如何应用的？

小李：医生，你给我做的向后扩胸的治疗是属于什么治疗？

英萍医生：这属于推拿手法中的一种。扩胸伸脊法是指患者坐位，两手指交叉屈肘抱于后脑枕部。医者站在背后，嘱患者向两侧肩脚骨向脊柱方向由上向下旋转，反复做4或5次，然后为患者做向后牵引及向前俯的扩胸俯仰动作，反复做4或5次。用肘尖自上而下直推脊柱两侧5～8遍。或直擦背部督脉及膀胱经，横擦腰部，均以透热为度。自上而下做3～5遍，双手拿脊柱两旁肌肉2～3遍，起到治疗疾病的作用；其实医者还可通过捏脊疗法（两手沿着脊柱的两旁，用捏法把皮捏起来，边提捏，边向前推进，由尾骶部捏到枕项部，重复3～5遍），自长强穴至大椎穴捏脊3～5遍，再点按风池 [胸锁乳突肌与斜方肌上端之间的凹陷中，平风府穴（后发际正中直上1寸，两斜方肌之间的凹陷中）]、天宗（在肩胛部，大致在肩胛骨的正中，冈下窝中央凹陷处，与第4胸椎相平）、长强（在尾骨尖端下方的凹陷中）、秩边（平第4骶后孔，骶正中嵴旁开3寸）、委中（在膝后区，腘横纹中点）各1～2min，最后以膀胱经为重点施以擦法3～10min，也能起到治疗的作用。但以上方法因人而异，才会发挥最佳治疗效果，并不是所有患者适合本法。

## 8. 推拿治疗疾病的作用机制是什么？

小李：推拿按摩是怎么发挥治疗作用的？

英萍医生：推拿可直接放松肌肉和祛除疼痛。通过推拿手法可加强局部血液循环，才能起到改善循环，尤其是神经根和神经纤维的微循环作用。改善肌肉等软组织的营养代谢，促进因损伤而引起的炎性渗出及损伤出血造成的水肿或血肿的消散和吸收，促进组织损伤的修复。人体在适当的刺激下可提高局部组织的痛阈，也可以将紧张或痉挛的肌肉充分拉长，从而解除其紧张痉挛，以消除疼痛。通过强迫伸展有关的关节，充分拉长紧张痉挛的肌肉，使之放松，调节了肌肉的收缩，使各个肌肉组织间的压力得以调节，不仅有利于疾病的恢复，也可以加强镇痛作用。推拿手法也可以松解组织间粘连，一般软组织损伤后会有新的瘢痕组织增生，互相粘连，是导致你目前疼痛的主要原因，推拿手法可以撕剥或剥离粘连，不仅可以使粘连导致的肌肉筋腱和韧带的功能活动得以恢复，而且可以使因粘连导致的病理牵拉造成的疼痛得以缓解及消失，使你不再像现在这么痛苦。

## 9. 强直性脊柱炎在家中自我推拿治疗方法有哪些?

小李：我家人在家中可以对我进行治疗吗?

英萍医生：基础简单的治疗还是可以的。在家中你可以采取俯卧位，家人立于一侧，先用揉法、擦法和一指禅等手法在颈、胸、腰部沿脊柱及两侧的膀胱第一侧线及夹脊穴和骶髂关节周围进行往返按摩，先于两侧竖脊肌用掌根揉法，自上而下10～15遍，充分放松两侧竖脊肌;拇指点揉法，沿督脉及膀胱经两线施术，自上而下5～10遍;还可以按揉法，手掌重叠自病变节段，沿督脉自上而下按揉至腰骶部，本法重点在腰骶部，所以要在腰骶部反复按揉5～10遍;按揉时要配合患者呼吸，即呼气时按压，吸气时松开。采用腰椎斜扳法，家人的操作必须要简单，因为没有经过专业的培训，所以要以你的关节活动为度，以防止腰椎关节粘连加重，也防止患者的骨桥形成；最后应用整理手法，也可以用掌揉、拿法、侧击法等，并在腰骶部施用擦法，以手下有微热、局部肌肉有柔软感为度。肌肉放松后用弹拨理顺法着力于脊柱两侧僵硬的骶脊肌上用力深揉，将肌肉推动，以松解肌肉筋膜粘连，有筋膜条索的地方重点治疗。推揉按压疼痛区，点按腰背膀胱经诸穴和夹脊穴。椎体斜扳使腰部舒展，嘱患者双手用力抓住按摩床的头端，拉患者双下肢行自体牵引，左右摆动，最后以按法、拍击法结束按摩治疗，这些做法在家中治疗时要密切观察病情的变化，如有任何不适症状，及时来医院就诊，以免延误病情。

## 10. 患者可以自己选取什么穴位进行推拿按摩?

小李：推拿那么有效，我自己能选取一些部位进行按摩吗？

英萍医生：你可以自己点按一些基础穴位。例如，合谷穴：合谷穴位于手背，第1、2掌骨间，当第2掌骨桡侧的中点处，你也可以简便取穴以一手的拇指指骨关节横纹，放在另一手拇指示指之间的指蹼缘上，指尖下就是；还有后溪穴：后溪穴位于第5指掌关节后尺侧的近端掌横纹头赤白肉际，具体就是小指尺侧，第5掌骨小头后方，当小指展肌起点外缘。患者站立位，解除腰带、全身放松自颈肩、胸背、腰臀、腿至足根反复揉捏，主要使组织放松和温通足太阳膀胱经脉，再用左右拇指分别置于脊柱两侧，顺足太阳膀胱经的大杼、肺俞、心俞直至膀胱俞进行推按，顺双下肢膀胱经和少阳经自臀部至足跟推按。一指禅推（用拇指指端、螺纹面或偏峰着力于一定位或经络穴位上，沉肩垂肘，以腕关节悬屈，运用腕间的摆动带动拇指关节的屈伸活动，以使之产生的功力轻重交替、持续不断地作用于经络穴位上，称为一指禅推法）大椎（在第7颈椎棘突下）、命门（人体的腰部，当后正中线上，第二腰椎棘突下凹陷处）、肾俞（第2腰椎棘突下，旁开1.5寸）、腰俞（当骶骨管裂孔处）、腰阳关（俯卧，在腰部，于后正中线上，第4腰椎棘突下凹陷中取之，约与髂嵴相平）、肝俞（背阔肌、最长肌和髂肋肌之间）、脾俞（背部，当第11胸椎棘突下，旁开1.5寸）等穴3～5遍，以上手法要，使局部肌膜放松，有利于疾病的恢复。

## 11. 推拿治疗强直性脊柱炎的原则有哪些?

小李：推拿是在疼痛的位置使劲按就可以吗？

英萍医生：推拿的手法包括推、一指禅推、㨰、揉、拿、点按、捻、擦、抹、摇、抖、运、搓、拍打、捶击、拔伸等法。

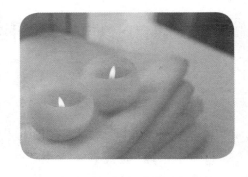

并不是在身上疼痛位置使劲按，软组织损伤按住压痛点是关键，但疼痛也包括扩散痛和传导痛，应视情况而采取不同的治疗方法。强直性脊柱炎的推拿治疗原则十分规范，强直性脊柱炎的推拿治疗中，应熟知和掌握人体解剖学知识，这样才能在"临证"时使手法根据解剖和生物力学原理而合理应用。在对患者操作过程中，首先了解患者筋骨损伤情况，不但凭医生的经验触摸，还需要借助影像学检查，甚至还需要实验室检查及其他相关检查，根据患者的病情、年龄、体质，以及有无并发症的区别，因人施治，视病情选择针对性的推拿手法，做到手法精准无误，对症治疗的方案科学、合理。在治疗中不能只看局部的损伤和病变，而应着眼于有机生命整体，从疾病与脏腑、经络、气血的整体关系，从临床症状，清楚原发部位和病因，做到统筹兼顾，手法要刚劲有力与轻柔温和的协调统一，并不是所谓的使劲按就可以。

## 12. 推拿治疗在强直性脊柱炎中的禁忌证有哪些？

小李：是不是随时可以推拿治疗我的疾病啊？

英萍医生：任何疾病的治疗都有其相应的适应证及禁忌证，如果你做一些其他的检查，查出来患其他相应的疾病，就不能进行推拿手法的治疗，例如并发骨肿瘤，感染性、结核性、化脓性脊柱病，开放性软组织及骨关节损伤，有危重的心、肝、肾、肺等脏器疾病，怀孕的患者，血友病，精神病，急性传染病就不可以使用推拿手法治疗，这就得由推拿医生来评定了。这就要求推拿医生不但要掌握中医学基本理论和熟练掌握基本的推拿手法技巧，也要了解推拿在强直性脊柱炎中应用的适应证及禁忌证，并能正确地应用于临床，制订合理的推拿治疗方案，施术时要全神贯注，意到手到，手法要由轻到重，缓中有力，外柔内刚，刚柔并济，繁简适中，动作忌粗暴，要做到人文关怀。

## 13. 推拿治疗在强直性脊柱炎中的注意事项有哪些？

小李：推拿那么好，是不是我的疾病肯定能好啊？

英萍医生：推拿在治疗本病中缓解症状为主要，可作为一种辅助治疗手段，在应用时要十分注意。推拿治疗本病时不能强求

117

速效，和其他治疗方法一样，都需要一个较长时间的治疗过程，才能逐渐见效，要做到缓以治坚，柔以克刚，欲速则不达，使用不正当的暴力手法，可能会适得其反，不仅疾病没有治好，反而会造成医源性损伤。在整个疾病的治疗过程中，以早期治疗效果为好，并配合中药内服、外用治疗，以控制病情发展，保护脊椎功能。推拿医师在做手法操作时一般都是柔和沉稳，从不用力过猛，过量，避免造成骨折等医源性疾病。对晚期发生畸形和脊柱僵硬，骨质疏松的患者，治疗时严防手法粗暴，以免发生骨折。

## 14. 强直性脊柱炎术后的患者可以进行推拿康复吗?

小李：我如果选择了手术，术后可以进行推拿康复吗?

英萍医生：强直性脊柱炎年轻人多发，如果病变较轻，选择非手术治疗，后期病情较重，严重影响生活质量时，手术治疗是一种安全有效的缓解办法，且目前技术成熟，能很好地重建关节的结构和功能，所以术后的康复是必要的，需要持续的被动活动。早期要按时正规地接受康复治疗，更有利于消肿、止痛，防止关节粘连，更有助于关节的恢复，增加关节的活动范围。其推拿康复对关节软骨损伤后的恢复，深静脉血栓的预防，伤口愈合能力的增加，镇痛药物的用量减少和住院时间的缩短都有明显的作用。

## 15. 推拿整脊平衡治疗在强直性脊柱炎中是如何应用的?

小李：还有什么推拿疗法治疗本病呢?

英萍大夫：推拿整脊平衡在治疗本病也有些特色。

预备手法：患者取俯卧位，解除腰带、全身放松，术者位于床边，用㨰法自颈肩、胸背、腰臀、腿至足根㨰法反复10次，主要使组织放松和温通足太阳膀胱经脉，再用左右拇指分别置于脊柱两侧，顺足太阳膀胱经的大杼、肺俞、心俞直至膀胱俞进行推按，顺双下肢膀胱经和少阳经自臀部至足跟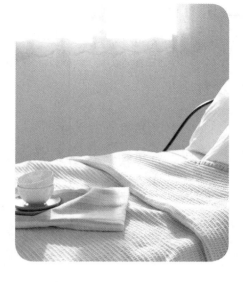推按。一指禅推大椎、命门、肾俞、腰俞、腰阳关、肝俞、脾俞、膀胱俞、四穴、环跳、承扶、殷门、委中、阳陵泉、承山、昆仑等穴 3 ～ 5 遍，一呼一吸为一息，以上手法要 10min 的治疗前准备，使局部肌膜放松，有利于推拿整脊平衡治疗。

推拿整脊平衡手法：采取脊柱生物力学的被动运动法。其方法包括脊柱前后运动法（令患者俯卧或侧卧，术者双手拇指按压两棘突间做前后运动）；棘突左右侧运动法（令患者俯卧位，术者双手拇指放置于棘突左右两侧，向对侧推动 200 次）；棘突左、右斜 45° 运动法（术者双手拇指置于棘突旁侧，用力方向向对侧成 45° 推动 200 次）；脊柱小关节前后运动法（术者双手拇指按压棘突旁小节，力的方向向腹侧直线进行，起伏按压 200 次）。治疗顺序为自上而下，上自颈椎下止骶椎，每个运动节进行手法调整平衡运动频率以 60/min 为宜，手法中应在肩、肘、腕关节放松空虚进行起伏性按压局部，动作要柔和、轻、巧，手到心会，由轻到重，逐渐用力，达到局部力学平衡的治疗作用，每 20 次为 1 个疗程。

## 16. 推拿整脊平衡治疗在强直性脊柱炎中的作用机制是什么？

小李：推拿整脊平衡疗法治疗本病的机制是什么呢？

英萍医生：手法调整脊柱平衡对强直性脊柱炎的作用机制有三点：①改善脊柱关节的活动度。手法作用于椎间关节、关节囊，产生力的效应，起到生物力被动运动治疗的作用，从而改善了局部血液循环，消除痹证。对背部软组织，关节囊及硬脊膜有松解粘连的作用，并能减轻关节囊周围软组织晨僵。所以，减轻了对神经根的刺激及压迫，而去除了疼痛。因此，可改善椎间关节的活动范围。②改善脊柱的营养供给，促进脊柱的血液、淋巴液循环，从而增加了脊柱的营养。③缓解肌肉痉挛，纠正神经肌肉嵌压所致的疼痛。

## 第三讲　物理治疗

### 1. 强直性脊柱炎的物理疗法有几种？

小李：物理疗法都有哪些？

英萍医生：物理疗法主要有以下几种。

（1）紫外线：用红斑量紫外线照射关节局部，能加强部分抗组胺能力，使抗风湿药在治疗部位集中，并能刺激交感神经系统及肾上腺功能，提高防御能力及防止局部炎症扩散，有消炎止痛、调节钙磷代谢及脱敏作用。

（2）光波浴治疗：用光波浴治疗时人体受到红外线及热空气的作用，血红蛋白、红细胞、嗜中性粒细胞、淋巴细胞和嗜酸性粒细胞增多，使血管扩张，增强血液循环和免疫力，改善组织代谢和营养，降低牵张反射，使肌张力下降、肌肉松弛，达到缓解肌痉挛的目的。热效应还能降低感觉神经的兴奋性，有镇痛作用，光波浴后的气泡水疗，能起到轻柔的按摩作用，水的湿热作用又能降低痛阈，缓解肌痉挛，患者可自我进行主动或被动运动，弯腰，屈髋，腰部左右缓慢旋转，腰背桥式运动及飞燕点水式运动。

光波浴治疗，每日 1 次，每次 30min，温度 40 ～ 50℃，然后气泡水疗 20min，水温 36 ～ 38℃，室温 22 ～ 23℃，水疗时给予康复治疗，10 次为一疗程。

治疗时会有人守护在患者身旁，及时询问患者的自觉感受，如有胸闷、心悸、气急，应及时停止治疗，因该疗法的作用面积大，发汗多，对心血管系统影响较大，故心脏代偿功能不全及体弱患者禁用。

（3）He-Be 激光治疗：患者取平卧位，治疗首选上肢肘正中静脉或贵要静脉、头静脉，必要时选颈外静脉或股静脉、大隐静脉等。于穿刺点上方约 6cm 处扎止血带，用 0.75% 碘酊消毒，由静脉上方刺入皮下见回血，证明针头刺入静脉，松开止血带，这时术者左手配

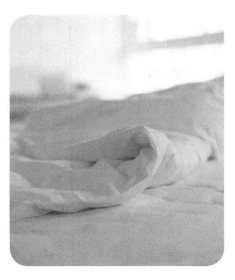

合右手，将激光针与外套管密合好，连接光导纤维，并用胶布固定激光针，保持与血管走行平行，以确保照射效果，照射结束后，关闭电源，取下光导纤维，再将留置套管针同激光针一起拔出。

激光在血管内直接照射，人体吸收光量子，将光能转变为生物能，一方面，激活酶系统促进机体代谢，清除体内中分子物质等，低能量激光照射还能提高红细胞的变形能力，降低血液黏度，从而改善循环，促进侧支循环建立，另一方面，由于酶系统的激活，增强 ATP 的产生和 DNA、RNA 的合成，提高机体的代谢系统和免疫功能，有利于受损组织的修复和再生，起到治疗作用。

## 2. 强直性脊柱炎的体外冲击波疗法是怎么进行的？

小李：体外冲击波疗法在强直性脊柱炎中如何应用？

英萍医生：体外冲击波疗法使用骨科冲击波治疗仪，探头应置于髋关节疼痛最剧烈的部位，治疗中沿疼痛部位移动，患者有酸胀、可以耐受的疼痛感出现。治疗剂量 1000～2000 次，每日 1 次，一般 14 天为 1 个疗程。

## 3. 物理疗法的适应证有哪些？

小李：什么样的疾病适合物理疗法？

英萍医生：物理疗法的适应证：①骨组织疾病。如骨折延期愈合；骨不连；股骨头缺血性坏死；跟骨骨刺；跟痛症和跖腱膜炎、足部脂肪垫萎缩，足跟滑膜炎。②软组织慢性损伤疾病。如冈上肌腱膜炎；肱骨外上髁炎；跟腱膜炎，跟骨滑膜炎。相对适应证：肩峰下滑膜炎、肱二头肌长头肌腱炎、肱骨内上髁炎、弹响髋、胫骨结节骨骺炎。

## 4. 传统中医康复手法可以治疗哪些疾病？

小李：传统中医康复手法对其他疾病有没有用呢？

英萍医生：传统中医康复手法适用于脑血管疾病、脑退行性病变、脑创伤、脊髓病变、脊髓损伤、周围神经疾病或损伤等引起的肢体功能障碍；关节炎、强直性脊柱炎、软组织损伤、骨折、截肢、颈肩腰腿痛、脊柱侧弯和运动伤害等。胸、腹腔和心脏手术前后，慢性阻塞性呼吸疾病、胸膜炎、肺炎和支气管扩张等。消化系统、泌尿生殖系统疾病。

## 5. 物理疗法的注意事项有哪些？

小李：做物理疗法时我应该注意些什么？

英萍医生：物理疗法的注意事项如下。自己不可以乱动，或者自行调整机器，以免发生烫伤等危险，如有灼热、刺痛等其他任何不适感时及时告知医师。治疗前应该除去金属异物，包括手机、手表等物品。怀孕的患者、体内有金属异物（包括钢板、钢钉等）等应事先告知医师。恶性肿瘤、活动型肺结核、出血性疾病、高热、皮肤感觉异常、装有心脏起搏器者不宜物理治疗。在某些理疗过程中，出现症状、体征恶化现象，这种加剧反应一般不需特殊处理，多在理疗进行中自然消退。局部加剧反应如持续1周以上，或症状进一步加重，则宜减少剂量，缩短时间，或停止理疗。全身加剧反应时应停止数日，从小剂量开始或更换其他理疗方法。

## 6. 循经走罐在强直性脊柱炎中是如何应用的？

小李：我看见其他医生拿着罐在患者身体上来回走，是怎么回事啊？

英萍医生：强直性脊柱炎一般先侵犯骶髂关节，其后由于病变发展逐渐累及腰椎、胸椎、颈椎，出现小关节间隙模糊，融合消失及椎体骨质疏松、韧带钙化、终致骨性强直。到了疾病的晚期可出现严重的脊柱后凸畸形，其病变严重影响患者的生活质量。所以循经走罐是治疗本病的方法之一，循经走罐方法是以经络学说为指导，结合火罐、刮痧、按摩、理筋为一体，通过温热拉按的良性刺激通经活络、激发人体阳气、驱邪外达。你所看见的治疗是循经走罐疗法，其方法是选用 3 号罐（操作前仔细检查罐口、罐体，如有破损和裂纹应及时更换），患者一般情况是采取俯卧位，在其胸下及踝部垫上软枕，然后分别在督脉、足太阳膀胱经循经处涂抹凡士林或其他润滑剂，用闪火法将罐吸附在肌肤表面，循着经络上下推拉，从而使走行过后的皮肤潮红、紫红或出现丹砂，从而达到治疗疾病的目的。

## 7. 循经走罐治疗强直性脊柱炎疗程及注意事项有哪些？

小李：那这种走罐疗法疗程是多久啊，有什么需要注意的吗？

英萍医生：循经走罐疗法临床上一般每日 1 次，治疗时间依据患者个人情况而定，一般 15 天为 1 个疗程，依据患者情况制定不同疗程。并且走罐治疗时，一是医生的手法的刺激量应遵循"浅刺激→中重刺激→浅刺激"的原则，最初的开始阶段的手法宜轻，目的是解除患者的紧张情绪，进而使患者逐步适应，走罐过程中可根据被操作者的耐受度和病情的需要灵活选择不同的手法，走罐结束前手法刺激量宜适当减轻，起到整理的作用。二是患者进行循经走罐治疗后不要洗澡，不

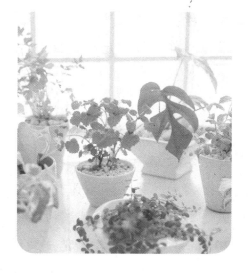

要过量运动。患者病情轻，走罐时间短（5～10min），走罐速度快（20～30cm/s）。此法刺激量较小，使局部皮肤出现潮红斑，对局部有按摩作用，可解表祛邪、激发卫气、抗邪外出，达到宣通卫气的效果。若病邪已影响了五脏功能，病位较深，可火大重吸缓拉，走罐时间长（10～20min），走罐速度慢（5～10cm/s）。因为此法刺激量大，可以使局部皮肤出现紫红色瘀斑，从而有牵提局部软组织的作用，可理筋，加快气血运行、祛瘀通脉、拔邪外出、调和脏腑，达到调整营气为主的效果。三是力度以患者能耐受为度。按着患者的督脉及足太阳经均从头向四肢循行。因此，走罐方向以经脉循行方向为宜，有助于阻滞的经络得以通畅。

## 8. 中药溻渍疗法在强直性脊柱炎中是如何应用的？

小李：有些患者用那个小药包是什么疗法？

英萍医生：那是中药溻渍疗法。中药溻渍能湿润肌肤，开

宣腠理，其药效通过人体皮肤、腧穴到达经络脏腑，从而达到温经通络、活血止痛的目的。其应用方法是将中药（如当归、烫狗脊、木瓜、伸筋草、骨碎补、丹参、桂枝、槲寄生、透骨草、香加皮、红花、羌活、独活、威灵仙、寻骨风、炙川乌、制草乌、秦艽、防风、千年健等）粗粒缝制于大小适应的透水无纺布袋中，用清水浸泡 20min 后，于 90℃电热恒温水箱中蒸煮 20min，取出药袋稍晾以不滴水为宜，温度约 50℃备用。术毕清洁背部皮肤，以备好的中药袋温度约 45℃溻渍于患者督脉或症状明显处，20min 后取下。再次清洁皮肤后协助患者休息。根据患者对热度的耐受要求翻转药包，同时检查皮肤红晕程度及范围避免烫伤。

## 9. 中药溻渍疗法在强直性脊柱炎中具体怎么操作呢？

小李：中药溻渍疗法是怎么操作的呢？

英萍医生：中药溻渍时，在床旁守候患者，注意患者保暖 3～5min，将中药（如当归、烫狗脊、木瓜、伸筋草、骨碎补、丹参、桂枝、槲寄生、透骨草、香加皮、红花、羌活、独活、威灵仙、寻骨风、炙川乌、制草乌、秦艽、防风、千年健等）用纱布包后放入大号砂锅中，加水 300ml，浸泡 30min，大火烧开，小火煎 20min 后倒入熏洗床的贮槽内，加入食醋 100ml。令患者暴露其脊柱及骶髂部周围，仰卧于床上，并盖上棉被保温熏蒸，待药物不烫手时，用棉布擦洗患者，边洗边按摩，使药力充分到达患处。每次熏洗 40min 左右，也可根据患者体质情况适当调整，熏洗时勿令感受风寒。每日熏洗 2 次，每剂洗 2 天，15 天为 1 个疗程。

## 10. 穴位注射疗法在强直性脊柱炎中是如何应用的呢？

小李：穴位注射疗法是如何治疗强直性脊柱炎的呢？

英萍医生：嘱患者术后 72h 保持皮肤干燥，防止感染。每星期 1 次，4 次为 1 个疗程，疗程间隔半月，连续治疗 3 个疗程。穴位注射取穴：风池，大椎，身柱，腰阳关，环跳，秩边，足三里，悬钟，太溪。用骨肽针注射 4ml，每次 3 ~ 6 穴位，注射部位常规消毒，采用 5ml 一次性注射器，5 号针头，快速进针，得气（酸胀麻沉）后抽吸无回血方可将药液注入，15 次为 1 个疗程，疗程间休息 5d，继续下 1 个疗程，3 个疗程评定疗效。

## 11. 针刀疗法在强直性脊柱炎中是如何应用的呢？

小李：我听别人建议我做针刀疗法，那是一种什么疗法？

英萍医生：针刀起源于针灸，既发挥针刺之效，同时又具有松解粘连、剥离功效，它在治疗慢性疼痛方面所发挥的治疗作用是毋庸置疑的。针刀疗法是指患者俯卧于治疗床上，暴露背部，医生对患者常规消毒，根据患者病情取夹脊穴，间隔取穴，应用 5% 利多卡因进行局部麻醉后，严格按照四步进针法，针刀缓慢探索到达穴位的深层肌肉附着点，得气后在肌肉附着点上进行提插或铲拨，范围半径不超过 2mm，

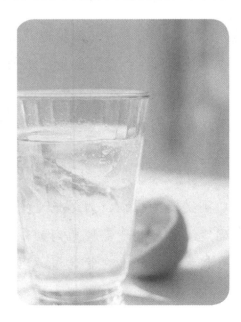

如有结节要切开剥离，当术者手下有松动感，患者出现酸胀感，即可出针，针眼处贴敷创可贴。嘱患者术后 72h 保持皮肤干燥，防止感染。每星期 1 次，4 次为 1 个疗程，疗程间隔半月，连续治疗 3 个疗程。强直性脊柱炎以督脉及其别络病变为主。夹脊穴位于督脉旁开 0.5 寸，为督脉之别络，正对病位，选用夹脊穴为针刀进针点，起到舒筋通络、止痛除痹之效。现代研究表明，夹脊穴局部都有相应的脊神经后支及其伴行的动静脉。针刺夹脊穴可调节神经血管，改善局部微循环，调节免疫系统功能，促进病灶炎症的消退及正常组织的再生，以促进血液循环，缓解疼痛，松弛肌肉，有利脊柱小关节炎症吸收，从而使脊柱活动度得以改善，并可减少药物毒性反应。针刀疗法配合中药熏蒸治疗强直性脊柱炎能起到明显治疗效应，可弥补单一疗法的局限性。

## 12. 针刀疗法四步进针法是怎么操作的呢？

小李：针刀疗法四步进针法怎么操作的呢？

英萍医生：针刀四步疗法主要是指以下四方面。

（1）定点：根据患者主诉，体征，认真检查确定病变部位后，参考局部解剖关系，在体表做一个记号。术野消毒，铺上无菌洞巾。

（2）定向：针刀尖部有一个 0.8mm 宽的刃，进针时容易造成不必要的损伤，为尽量避免损伤，刀口线的方向按下述原则确定。①与病变部位肌肉韧带的纤维方向一致。②若手术部位有较大的神经、血管通过，刀口线要与神经、血管的走行方向一致。③若上述两点相矛盾，如治疗梨状肌损伤时，损伤肌肉的纤维方向与坐骨神经方向垂直，一般与神经的运行方向一致，确定针刀进针时的刀口线方向。

（3）加压分离：为避开神经、血管，进针时以左手拇指下压肌肤使之成凹陷，横向拨动一下，再下压使血管、神经被分离在手指两侧，针刀沿拇指甲背进针。若在关节部位或病变处的骨面，左手拇指用力下压可感到坚硬的阻挡物，说明手指已压至骨面。

（4）刺入：将针刀刃贴于左手拇指甲壁，稍用力下压可刺破皮肤。

## 13. 激光针刀松解术八法在强直性脊柱炎中是如何应用的呢？

小李：激光针刀松解术八法是如何治疗强直性脊柱炎的呢？

英萍医生：根据中医"痛则不通、通则不痛"的理论，现代医学有关软组织损伤的"痛则不松、不松致痛，以松治痛"的理论故产生以下激光针刀松解术八法。

（1）纵行疏通剥离法：肌腱、韧带在骨面的附着点处发生粘连，出现瘢痕而引起的病痛。在此处松解时，刀口线与肌腱、韧带的纤维方向一致，针体垂直骨面刺入，刀刃接触骨面后，与刀口线方向一致进行疏通（即来回摆动），并可按照粘连、结疤的面积大小，分几条线疏剥，但不可横行（垂直于刀口

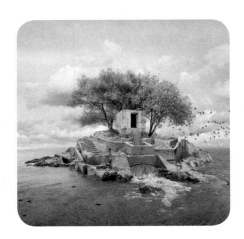

线方向）铲剥。

（2）横行剥离法：当肌肉与韧带损伤后与相邻的骨面发生粘连时，将破坏局部的动态平衡。肌肉、韧带收缩或拉长时会因与骨面的粘连面受牵拉或刺激引起疼痛，限制肢体运动，治疗时，刀口线与肌肉、韧带的纤维方向一致，针体垂直骨面刺入。当刀口接触骨面后，针体左右摆动或撬动，将粘连在骨面上的肌肉、韧带从骨面上铲起，针下有松动感时出针。

（3）切开剥离法：当几种软组织因为损伤被粘连在一起，或因血肿机化后形成包块，或软组织变硬形成条索等，针刀治疗时，刀口线与肌肉、韧带的方向一致，针体垂直结疤的部位刺入，针刃达病变处时将瘢痕组织切开。

（4）铲磨削平法：在骨的边缘、关节周围有骨刺生成，其原因是附着在骨面的软组织损伤后挛缩、牵拉日久而发生的增生现象。故治疗时，应将针刀刀口线与骨刺纵轴垂直，针体垂直骨面刺入，刀刃接触骨面后，把附着在骨刺尖部紧张、挛缩的软组织切断、消除其拉应力，并把骨刺尖部的瘢痕组织铲掉使锐边磨平。

（5）瘢痕刮除法：瘢痕如果在腱鞘壁上、骨面上、肌腹上、肌腱上，针刀治疗时，刀口线与治疗部位软组织的纤维方向一致，针体垂直患部平面刺入达瘢痕组织，针刀沿轴方向切几刀，然后反复纵向疏剥，刀下有柔韧感时出针。

（6）骨痂凿开法：当人体管状骨骨折后因处理不当而致的骨折畸形愈合患者，如有功能障碍等症状者，可用激光针刀先行在骨痂部沿原来的骨折断面凿开数孔，然后用手法将畸形愈合的骨干在原断处分开。

（7）通透剥离法：对范围较大的粘连、板结的病变组织，无法用一二针来解决。可在板结处选取数点进针，把软组织之间的粘连剥开，把与骨面的粘连铲起，软组织之间若有瘢痕也要切开，使板结处变松软以达到治疗的目的。

（8）切割肌纤维法：在颈、肩、腰、背部位，因部分肌肉纤维过度紧张或痉挛引起的顽固性疼痛、功能障碍如胸锁乳突肌痉挛引起的斜颈。针刀刀口线与肌纤维方向一致，针体垂直病变组织平面，刺达病变部位后，将刀口线调转90°，切断少量紧张、痉挛的肌纤维而使症状缓解。

以上疗法在强直性脊柱炎中有着良好的应用。

## 14. 强直性脊柱炎的理疗为什么被患者所认同？

小李：理疗在生活中比较常用吗？

英萍医生：理疗是治疗类风湿疾病所采用的最常用的治疗方法。可以做到松解粘连，促进慢性炎症吸收。蜡疗（蜡疗，是一种将加热后变成流体的蜡敷在患病部位的理疗）主要将热直接传导到患者病变关节，可使局部皮肤血管扩张，血流加快，皮温增高，使组织水肿消退，致痛介质排除，炎症浸润吸收并达止痛。选用发光的红外线，它主要发射能透入较深的短波红外线和少量可见光线，对关节有很强的温热效应。磁疗具有镇静、止痛、消炎和消肿的作用。温泉属于含多种矿物质兼有少量放射性元素氡的氯化钠高温矿泉，它的医疗作用是多重的，如温热效用、机械作用和化学作用等，对风湿性关节炎、类风湿关节炎有很好的疗效。理疗主要是对症，以局部治疗为主，对关节肿胀、疼痛及功能障碍有很好的疗效，因而被广泛采用。

## 15. 烤电疗法在强直性脊柱炎中如何应用？

小李：我在家中可以用红外线灯烤我的疼痛部位吗？

英萍医生：是可以的，因为烤电是利用高频率电流的作用使人体内部受热达到治疗的目的，烤电是一种物理治疗之一，简称理疗，烤电的方式有很多，红外线、超短波、微波、电磁波、频谱等都属于烤电范围。烤电的作用主要是扩张局部血液循环，增加局部血运，促进炎症吸收，止痛，消肿，改善局部组织代谢，促进组织修复等。适用于一些慢性炎症、疼痛、关节病、妇科病等的治疗。所以烤电疗法在强直性脊柱炎中应用是十分广泛的。

## 16. 烤电疗法治疗强直性脊柱炎有哪些注意事项？

小李：烤电疗法有什么注意事项吗？

英萍医生：烤电过程中最主要的是自己要注意活动自己的腰部，让腰部放松下来，烤电的话一般半小时左右就可以了。烤电，因常常是一个疗程连续下来，治疗作用和不良反应都是一个积累的过程，所以，就会觉得有些不舒服。在治疗时，就需要补充体力，比如输些提高免疫力的营养液或喝中药等，同时，针对不良反应要有思想准备，并通过对症治疗，尽量减轻不良反应。而且，在治疗结束后，一些不舒服，也会逐渐减轻。人体的自我修复是件很奇妙的事，它常常会给我们些许惊喜，所以，不舒服，会过去的。

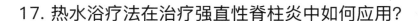

## 17. 热水浴疗法在治疗强直性脊柱炎中如何应用？

小李：我平时可以进行热水浴吗？

英萍医生：当然可以，热水浴治疗强直性脊柱炎的原理是利用一定温度的热水对机体的温热刺激来治疗疾病，它可以扩张血管、松解肌肉痉挛、促进血液循环、增强新陈代谢，具有消炎、镇痛、止痒等作用。操作方法是取热水注入浴池或浴盆内，测量好水温，根据个人体质情况，以及耐受力和病情需要，使水温保持在 40 ～ 50℃，对于老年或体质较虚弱的患者，最初几次热水浴水温宜从 36℃开始，逐渐升高到 40℃以上。除尽身上衣服，将身体浸泡在热水中，保持尽量舒适的体位。浸泡的时间可以根据患者的耐受力而定，第一次浸泡的时间可稍短，一般可以浸浴 5 ～ 10min，以后可增到每次 30 ～ 45min，也可以每沐浴 8 ～ 10min，出来休息 3 ～ 5min，然后再进入热水中沐浴。沐浴后应在温暖清爽的室内将身体擦干，稍事休息，待无汗时再穿衣服。浸泡热水浴的度，应掌握在使患者浴后感到欣快与舒适，以不产生疲劳、软弱的感觉为佳。热水浴是沐浴疗法的其中一种，它的优点就是简便易行，而且经济、效果好，患者可以在医院治疗，也可以在家庭完成。

### 看 病 攻 略

1. 什么情况选择在当地医院治疗，什么情况有必要前往大型三甲医院就诊？

我们提倡对于普通患者，先去地方综合医院就诊，如果你满足了以下几点，则建议前往上级医院进一步诊治：

①地方医院难以确诊的疑难病历；②患者病情复杂，地方医院条件有限，难以提供进一步救治；③某些其他原因，你的经治医师建议你前往上级医院。

由于现在国民经济水平的不断提高，很多人都过上了富裕的生活，大家的消费观念也与以往有了不小的变化。一般治疗疾病偏重于选择高级医院进行诊疗，但全国医院按照等级划分三级，我们作为普通患者，是否有必要全部扎堆去那些三级甲等医院呢。答案显然是否定的。基层医师进修机制及医学理论知识的快捷共享，还有基层医院重视人才引进，现在地方综合性医院的医疗水平已取得长足的进步，完全有能力为大众健康保驾护航，所以基层医院也是选择的一个办法。

2. 强直性脊柱炎该挂什么科，是风湿科、骨科、肾内科、还是内分泌科？

强直性脊柱炎是以骶髂关节和脊柱附着点炎症为主要症状的疾病，因此，挂号一般都是首选风湿免疫科，风湿免疫科的医生往往最善于提供本病的诊断意见及整体治疗方案的确定。患者后期随访，往往也可以选择风湿免疫科。但由于本病可以累及多个系统、器官，其中，比较容易受累的部位有骨骼，因此，本病的系统治疗，也可以就诊于骨科，推拿科，那么，对于没有任何医学常识的人该如何选对就诊科室呢，笔者建议，如果你自己并不清楚自己得了什么病，那么初次就诊，最简单有效的办法就是可以去咨询医院的导医，他们会给你提供一个相对规范的就医指导。如果，当你已经明确诊断为强直性脊柱炎，只是其中某个症状比较突出的话，可就诊于相应科室。

### 3. 就医看病前需要做哪些准备？

上医院看病很麻烦，医患关系紧张，很多朋友都会抱怨，跑了好多次医院也没看好病。其实，看病也是有技巧的，看病之前准备充分，能给就医带来很大的帮助。备好自己的证件，身份证、医保卡、医院特别要求的卡证等；既往的历史检查资料，如非初次就医，请带齐之前的检查资料，病历等；还有就是医院挂号，现在可以通过网络就医平台、手机软件等方式挂号，节省排队等候的时间，掌握好的方法，可以及时就医；初步了解就诊医院，从网络上先了解一下相关的就医流程。

充分了解自己的病症，只有自己对病症了解得清楚才能准确地描述给医生，要将重点告诉医生，自己最不舒服的是什么部位，明确自己的发病时间，主要症状等，切勿做更多赘述，防止混淆医生视听；是什么具体诱因引发了疼痛，要将这些相关的事件都描述给医生；如果自己对此病有什么疑虑也要告诉医生，要如实描述病症。

我们在看病的时候还要信任医生，相信医生的专业性，积极配合医生的检查和沟通，不要和医生起冲突；很多病症不通过检查医生也无法判断，要充分相信医生建议的检查都是必要的项目，而不要因为检查项目多、费用贵就抱怨医生，误解医生，觉得医生不会看病等；积极配合治疗，在尊重和信任的基础上，积极地和医生讨论自己的病情，有问题及时反馈。对于专业治病的医生，我们要及时表达感谢，与医生建立良好的关系，良好的医患关系需要大家的共同努力。

第一次就诊时，不要只认准专家，在我们没有做任何的检查的前提下，即使你找的是专家也得先从检查开始，而且专家号很难挂、耗时耗力，不如先找普通医生，把前面必要的检查项目都做了，然后如果问题还是没有得到解决，那么再去找专家会更加有效。

# 第四讲　食疗药膳

## 1. 强直性脊柱炎患者饮食基本原则是什么？

小李：平时的饮食有什么注意事项吗？

英萍医生：科学、合理的饮食对于强直性脊柱炎的治疗和康复起着非常重要的作用。一日三餐对于我们来说是必不可少的，很多患者也有疑问，不知道该怎样吃，吃什么食物对疾病的恢复有益处，或者又有什么禁忌证，少吃或者不吃某些食物。现在，就分享在饮食上要遵循的几个原则。

（1）饮食要营养均衡：通过大量的临床观察发现，缺乏营养可以使某些关节炎加重，补充营养后症状可以缓解。某些患者因为过分控制脂肪的摄入，导致偏瘦，脂肪少，病变、钙化的组织紧贴骨质，这些因素都会加重僵硬和疼痛。此外，维生素 D 的缺乏会影响钙的吸收，加重或诱发骨质疏松症。因此要补充充足的蛋白质、脂肪、维生素、矿物质。但要根据自己自身的消耗来补充，不能暴饮暴食，大量吃油腻食物，以免导致血脂的异常或造成脂肪肝。

（2）饮食要有规律：肠道感染是强直性脊柱炎的一个病因，

饮食不清洁，暴饮暴食都会增加患肠道疾病的概率，加重强直性脊柱炎的病情。因此，饮食要有规律，一定要吃早餐，食物要干净、卫生，不喝生水，不吃生冷食物，防止肠道感染。

（3）饮食以清淡为主且富有营养为好：建议多喝些牛奶，多吃些蛋类、豆制品、食用菌类及新鲜瓜果蔬菜。平时也可以多饮酸奶，既可以补充营养，又可以改善肠道内环境，促进消化，一举多得。

（4）忌辛辣刺激：如咖啡、浓茶、辣椒、调味品等，这些食物会导致中枢神经兴奋，加重疼痛。此外也不应吸烟、酗酒。

（5）提倡低糖饮食：低糖饮食有助于临床症状的缓解和血清 IgA 水平的降低。其机制推测为强直性脊柱炎的触发及活动与肠道中的细菌（如克雷伯菌、大肠埃希菌等）密切相关，而饮食中的糖是这些细菌生长和繁殖的必需营养成分。

## 2. 强直性脊柱炎患者哪些食物需要忌口？

小李：哪些食物是我能吃和不能吃的？

英萍医生：

（1）慎吃油腻食物：如果长期大量吃油腻食物，会导致体内胆固醇、三酰甘油、低密度脂蛋白升高，血液变得黏稠，血液运行不畅，既不利于疾病的恢复，也会诱发或加重心血管疾病。

（2）忌辛辣刺激：如咖啡、浓茶、辣椒、花椒、烟酒等，这些会导致中枢神经兴奋，加重疼痛。

（3）不宜进食生冷食物：这类食物对食管、胃黏膜有较强的刺激作用，容易导致消化道的损伤。

（4）忌暴饮暴食和不洁食物：肠道感染是强直性脊柱炎的

137

一个病因，饮食不清洁，暴饮暴食都会增加患肠道疾病的概率，加重强直性脊柱炎的病情。因此，饮食要有规律，一定要吃早餐，食物要干净、卫生，不喝生水，不吃生冷食物，防止肠道感染。

（5）少吃海鲜：强直性脊柱炎的发病与肠道感染相关，而海鲜类产品容易引起消化系统的免疫反应，也可以导致腹泻、肠道感染等。因此，建议强直性脊柱炎的患者少吃海鲜。

### 3. 多吃水果蔬菜对强直性脊柱炎患者有好处吗？

小李：平时可以多吃水果蔬菜吗？

英萍医生：强直性脊柱炎的患者是建议多吃新鲜水果、蔬菜的。蔬菜水果中含有多种维生素、氨基酸、纤维素、微

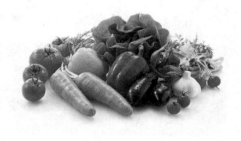

量元素等，能够有效地调节神经，促进人体的新陈代谢，增强人体的免疫力，延缓衰老。推荐食用的蔬菜有：胡萝卜、西红柿、黄瓜、土豆、洋葱等。吃水果以每天300g为宜，任何一种水果都不宜吃得太多，否则身体会吃不消的。例如香蕉吃多了会腹泻，龙眼、桂圆吃多了会上火。

下面推荐一些有益的水果蔬菜。

（1）胡萝卜：胡萝卜所含的胡萝卜素是防止人体衰老的重要抗氧化剂，并且能提高人体的免疫力。

（2）卷心菜：具有很好的抗氧化作用，并且含有丰富的叶酸，能够预防和治疗缺铁性贫血。

（3）西红柿：又名番茄，是番茄红素含量最高的食物，其

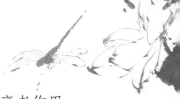

清除自由基的作用甚至超过了胡萝卜，具有显著的抗衰老作用。

（4）香蕉：含有多种维生素、微量元素，如维生素 $B_1$、维生素 C、钾等，既能快速补充能量，还有润肠作用，防止和治疗便秘。

（5）西瓜：含有充足的水分，富含维生素 A、维生素 C 和微量元素碘，能够帮助器官排毒、净化，还有软化血管的作用。

（6）柚子：含有丰富的有机酸、维生素，以及镁、磷等微量元素。它含有的果胶能分解低密度脂蛋白，减轻动脉血管壁的损伤，减少血栓发生的概率。

### 4. 强直性脊柱炎的患者可以吃海鲜吗？

小李：听说吃海鲜会得痛风，我可以吃海鲜吗？

英萍医生：可以说，海鲜是非常美味和营养的食物，很多人都喜欢吃海鲜。首先海鲜含有丰富的蛋白质，而且是优质蛋白质食物，可以强壮肌肉。其次海鲜的脂肪含量和热量非常低，一般情况下不会导致肥胖。最后，海鲜中含有多种维生素，以及钙、铁、锌、硒等微量元素，这些物质可以清除人体代谢产生的自由基，延缓衰老。

强直性脊柱炎的患者能否吃海鲜并没有绝对的禁忌证。但强直性脊柱炎的发病与肠道感染相关，而海鲜类产品容易引起消化系统的免疫反应，也可以导致腹泻、肠道感染等。因此，建议强直性脊柱炎的患者少吃海鲜，但一定要注意海鲜的卫生，不可生吃海鲜。

另外，海鲜是高嘌呤食物，大量的食用海鲜，会导致嘌呤的代谢异常，引起尿酸生成增多，容易使尿酸盐在关节中沉积，使关节症状加重，故应少吃。

## 5. 强直性脊柱炎患者适合吃豆类和菌类食物吗？

小李：我平时适合吃豆类和菌类食物吗？

英萍医生：我们生活中经常吃的豆类有黄豆、绿豆、红豆、青豆、黑豆等，这些豆类食物的营养价值非常高，含有丰富的植物蛋白、氨基酸、维生素、微量元素，能够促进骨

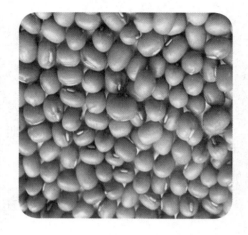

骼、肌肉、关节的代谢，帮助修复损伤的部位，具有抗炎、抗过敏、提高人体免疫力的作用。因此，豆类食物是适合强直性脊柱炎患者食用的。

常见的菌类食物包括金针菇、香菇、木耳、草菇、银耳等，菌类食物富含高蛋白、低脂肪、维生素，它含有多糖体还具有抗癌的作用。菌类中富含丰富的维生素$D_3$，能够有效地促进钙、磷的消化吸收，并将血钙转运于骨骼中，可以防止骨质疏松的发生，对强直性脊柱炎是非常有益的。

但以上两类食物含的嘌呤较高，大量进食会导致血尿酸的升高，因此合并有高尿酸血症或痛风的患者不宜多吃。

## 6. 强直性脊柱炎患者适合吃坚果类食物吗？

小李：平时能多吃些坚果类零食吗？

英萍医生：坚果多是种子的子叶或胚乳，具有很高的营养

价值。坚果分为两大类：一类是树坚果，包括松子、核桃、杏仁、腰果、板栗、开心果等；另一类为种子，包括花生、西瓜子、南瓜子、葵花籽等。坚果是植物的精华部分，一般都富含营养，含有较高的蛋白质、微量元素，不饱和脂肪酸，包

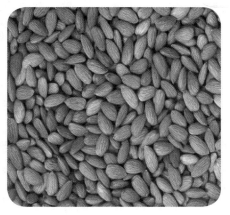

括亚麻酸、亚油酸等人体必需的脂肪酸，具有提高免疫力，补益脾肾，强筋健体的功效。但是因为含有较高的脂肪酸，因此高血脂的患者，或者有心脑血管疾病的患者不建议多吃，以免加重病情。

因此，坚果类食品对强直性脊柱炎患者是有益的，核桃、板栗尤佳。

（1）核桃：味甘，性温，具有补益肝肾，强筋健骨的作用。含有丰富的锌、锰等微量元素，有助于缓解各类关节疾病。还可以与杜仲、淫羊藿、补骨脂等温补中药一起食用，可有健腰、固肾、去痛的功效，对强直性脊柱炎患者是大有益处的。

（2）板栗：味甘，性温，具有补益脾肾，强筋健骨的功效。富含蛋白质、纤维素、维生素，对风寒湿痹、腰膝酸软无力非常有效。

## 7. 强直性脊柱炎患者应该多饮水吗？

小李：有人告诉我应该多饮水，是这样吗？

英萍医生：水是人体不可或缺的物质，一切的生命活动都

起源于水，如果没有水，我们吃进去的食物就不能被消化吸收，身体产生的废物也不能排出体外。水是人体的重要组成部分，它分布在细胞内外、组织间隙和各种管道之中，是构成细胞、组织液、血浆的重要物质。水既能补充营养，又能促进代谢，还在身体营养物质的传输中起到介质的作用。

因此，强直性脊柱炎患者应该多饮水，既可以补充身体所需，又可以使药物更好地代谢，但要注意以下几点。

（1）建议喝温开水：水温不宜过高也不宜过低，建议喝20～50℃的温开水，有助于身体的吸收，也可以更好地发挥其促进新陈代谢的作用。

（2）饮水要适量：不建议暴饮，应该量少频饮，每天的饮水量在2000～2500ml，并依据自身的消耗进行调节。如天气太热出汗较多时，可以适当增加饮水量。不建议大量饮水，以免加重肾脏的负担。

（3）不要在饭前和饭后半小时内立刻饮用大量的水，这样会冲淡消化液，影响食欲和妨碍消化功能。

## 8. 药物导致了胃损害，应该怎样注意饮食？

小李：我胃不好，吃饭时有什么注意事项吗？

英萍医生：强直性脊柱炎的患者因为长期服药，特别是非甾体抗炎药，往往会引起消化道的损伤，导致食欲缺乏，消化不好。因此，在治疗上除了加用胃黏膜保护药以外，饮食上也要注意以下几点。

（1）规律饮食：要做到三餐定时定量，切记不能有不吃早饭的坏习惯，不可暴饮暴食。

（2）进食易消化食物：饭菜宜煮软煮烂，不宜吃半熟或坚硬的食物。这类食物会加重胃肠道的负担，引起消化不良。此外，吃饭的时候要细嚼慢咽，以利于食物的吸收。

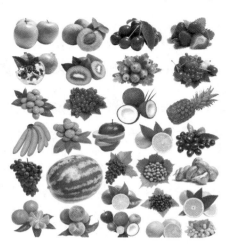

（3）饮食宜清淡：多吃新鲜瓜果蔬菜，不吃腐烂、变质的食物。

（4）食物温度适宜：不宜进食生冷或热烫的食物，以免刺激食管和胃黏膜，导致消化道损伤。

（5）避免刺激：不抽烟、不饮酒，不吃辛辣食物，粗糙食物。这些都会导致局部的血管收缩，造成胃黏膜的损害。

（6）饮水择时：不要在饭前和饭后半小时内立刻饮用大量的水，这样会冲淡消化液，影响食欲和妨碍消化功能。

## 9. 强直性脊柱炎的患者为什么总吃不胖？

小李：我为什么总是吃不胖呢？

英萍医生：强直性脊柱炎的患者大多偏瘦，为什么很多患者总是吃不胖，甚至有越来越瘦的倾向呢？这与强直性脊柱炎本身的疾病有很大的关系，从中医学上讲，强直性脊柱炎患者是先天的脾肾亏虚，督脉虚弱，风寒湿热之邪乘虚而入，闭阻经脉，气血运行不畅而发病。肾为先天之本，肾精亏虚，以致肝阴不足，筋脉失于濡养致关节疼痛、挛急。脾为后天之本，脾主运化水谷精微，滋养五脏六腑。脾失运化，则气血生化之

143

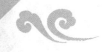
源不足，机体失养。因此，强直性脊柱炎的患者总吃不胖。所以，平时要坚持系统治疗，规律饮食，营养均衡。

### 10. 强直性脊柱炎的患者应该怎样加强营养？

小李：我该怎样吃饭才能保持营养均衡？

英萍医生：强直性脊柱炎的患者由于关节疼痛或忌口，往往食欲缺乏或消化不良，长此以往会导致贫血、厌食等并发症。加之长期进行药物治疗，会造成胃黏膜的损伤，影响食物的吸收，这些因素都会导致营养不良的发生。

因此，强直性脊柱炎的患者在日常生活中要注意加强营养，以进食高蛋白、高热量、高维生素、易消化的食物为主。

（1）多进食牛奶、鸡蛋、鱼汤等食物，这些食物富含蛋白质，而蛋白质是形成肌肉、韧带、骨骼不可或缺的组成部分。

（2）注意补钙。强直性脊柱炎的患者缺钙会导致骨质疏松，因此平时应该多晒太阳，多食含钙食物，如骨头汤、牛奶、豆制品等。

（3）强直性脊柱炎的患者经常合并贫血，多吃动物内脏、菠菜等，可以补充造血原料。

（4）多吃新鲜水果蔬菜，补充维生素，保持体内电解质平衡，促进新陈代谢，并可延缓细胞老化。

### 11. 强直性脊柱炎的患者运动前后的饮食要注意什么？

小李：运动前后的饮食要注意什么？

英萍医生：主要有以下几个注意事项。

（1）每次运动之前应该进食少量的食物。对于强直性脊柱炎的患者来讲，空腹和刚进食后就运动，是不利于身体健康的。建议在运动前30分钟左右吃一些容易消化的食物，这样就可以避免因为体育活动而导致的消化功能紊乱。其次，也可以防止运动时消耗能量过多而出现低血糖。如果体力不支，反而会影响锻炼的效果。强直性脊柱炎的患者如果要晨练，那么一定要吃早餐。但是早餐要避免吃不易消化的食物，最好喝一些牛奶和吃一些谷物、水果等易消化的食物以补充能量。

（2）运动中和运动前后要及时补充水分。我们在运动的时候会消耗大量的水分，同时由于大量的出汗还会导致体内无机盐的流失。所以运动后要及时补充水分，以淡盐水为宜，不建议直接引用冷饮。运动后不建议一次大量饮水，运动中和运动后的饮水应该量少频饮，每次的饮水量不超过200ml，两次饮水之间建议至少间隔10min。最好是喝温开水，或者是淡盐水，以保持体内的水、电解质平衡。此外，运动前后一定不要喝冷饮，因为运动时体温较高，直接喝冷饮会强烈刺激胃肠道，引起胃肠道平滑肌痉挛，导致腹痛、消化不良等一系列的症状。

## 12. 常用药膳有哪些？

药膳发源于我国传统的饮食和中医食疗文化，药膳是在中医学、烹饪学和营养学理论指导下，严格按药膳配方，将中药与某些具有药用价值的食物相配伍，采用我国独特的方法和现代科学技术相结合制作而成，具有一定色、香、味、形的美味食品。简言之，药膳即药材与食材配伍而成的美食。它是中国传统的医学知识与烹调经验相结合的产物。它"寓医于食"，既将药物作为食物，又将食物赋以药用，药借食力，食助药威，两者相辅相成，相得益彰；既具有较高的营养价值，又可防病治病、保健强身、延年益寿。现在分享给大家一些既美味又制作简单的药膳。

（1）雪花鸡汤：党参150g，雪莲花30g，薏苡仁1000g，柴鸡1kg，生姜50g，葱白50g。先把鸡宰杀后，去毛及内脏，洗净掺入清水适量。然后将党参、雪莲花洗净切成4cm长的段，用纱布包好，放入锅中。薏苡仁洗净用纱布另包亦放入锅中，同时加入生姜、葱白，先用旺火将汤煮沸，改用文火炖2～3h即可。最后捞出鸡肉剁成2～3cm见方的块，按定量放入碗中，再把煮好的薏苡仁包捞出，解开抖散，分撒入碗中，加入药汤，用食盐略调味即可食用。

适宜：适用于脾肾虚寒，风湿阻络型强直性脊柱炎。

（2）木瓜薏苡粥：薏苡仁150g，木瓜150g，豆豉50g，葱白50g。将葱白、豆豉用清水1500ml，烧开后文火煎10min，滤取原汁盛于碗内，倒去药渣，将锅洗净，将薏苡仁洗净后倒入锅内，注入药汁，置火上煮至薏苡仁开裂酥烂即可食用。

适宜：适用于强直性脊柱炎属肝肾阴虚兼风湿阻络者。

（3）杜仲猪骨汤：杜仲15g、牛膝15g、猪脊骨500g。将杜仲、牛膝、猪脊骨洗净后放入锅内，加清水适量，煮开后用小火炖2h。

适宜：适用于肝肾亏虚，风湿阻络型强直性脊柱炎。

# 第五讲　导引运动

## 1. 强直性脊柱炎的非药物治疗有哪些?

小李：这个病除了吃药还有其他的治疗方法吗?

英萍医生：对于强直性脊柱炎这个疾病，除了口服或静脉滴注药物治疗外，还有以下几种疗法，而且在本病的治疗

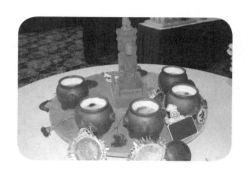

中占有重要地位。通过药物、非药物、手术等综合治疗，可以有效改善关节的僵硬强直、疼痛，防止脊柱或关节变形，以达到改善和提高患者生活质量的目的。

（1）健康知识教育：对患者及家属加强对本病的健康知识教育，了解本病的病因、诱发因素、治疗、预后、护理等方面的知识，是整个治疗中不可或缺的一部分，这有利于提高患者治疗的积极性，能够使患者主动参与治疗并与医师合作。长期的治疗计划还包括对患者的心理关注和康复的需要。这些措施都有助于提高临床疗效。

（2）增强体育锻炼：引导患者进行适度合理的体育锻炼，并持之以恒，坚持练习，使脊柱关节保持最好位置，增强椎体旁的肌肉力量，增加肺活量。例如太极拳、瑜伽、游泳等都是行之有效的锻炼方法。

（3）保持良好的姿位：在平时的生活中，站立时应保持挺胸、抬头、收腹，目视前方，避免驼背姿势。坐着工作的也应保持

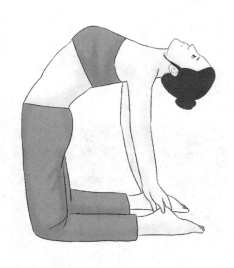

胸部直立，写字时椅子要低，桌子要高，切忌弯腰伏案。晚上休息时建议睡硬板床，多取仰卧位姿势，避免促进屈曲畸形的体位。枕头要矮，不要太高、太软，高度大约10cm，与肩膀厚度相当，一旦出现上胸或颈椎酸痛、不适，应停用枕头。

（4）物理治疗：如光波浴治疗、体外冲击波疗法、熏蒸疗法等；这些物理治疗安全、实用，且利于推广，可有效改善关节疼痛症状。

（5）生活调护：例如在饮食方面，要合理饮食，营养均衡，应以高热量、优质蛋白质、易消化、高维生素饮食为主；在服用非甾体抗炎药或免疫抑制药期间，忌饮酒，多吃保护肠胃的食物。在起居方面，平时要注意保暖，房间最好朝阳、通风、干燥，生活环境不能过于寒冷潮湿。这些日常调护对疾病的控制与康复，也起着非常重要的作用。

## 2. 功能锻炼有哪些重要性？

小李：平时的功能锻炼重要吗？

英萍医生：对于强直性脊柱炎的患者来说，除了药物治疗控制病情进展之外，功能锻炼在整个治疗中占有非常重要的地位。一般来讲，很多强直性脊柱炎的患者往往过分重视药物治疗，而忽视功能锻炼的重要性。功能锻炼能够最大限度地保持脊柱的活动功能，只有在药物治疗的基础上，配合功能锻炼，才能有助于维持脊柱关节的正常功能。本病的患者多以青年人为主，青年人关节韧带、肌肉纤维的弹性好，可塑性强，早期进行合理、规范的功能锻炼能够最大限度地维持关节、韧带的柔韧性，延缓病情进展，是减少畸形，提高患者生活质量的重要措施。进行功能锻炼的目的，就是最大限度地保持脊柱的生理曲度，保持胸廓的活动度，防止肢体的失用性萎缩。

可以说，功能锻炼是一种行之有效的治疗方法，其方便、易行、疗效可靠的特点容易被人们认可和采纳。科学的功能锻炼在强直性脊柱炎的治疗中起着重要作用。

### 3. 功能锻炼在治疗中有哪些作用？

小李：功能锻炼对本病有什么治疗作用？

英萍医生：强直性脊柱炎的患者以青年人多发，20多岁是本病的高发年龄。早期科学、规范、规律的功能锻炼对于强直性脊柱炎的患者来说是非常重要的。青年人关节韧带、肌肉纤维的弹性好，可塑性强，及早进行合理、规范的功能锻炼能够最大限度地维持关节、韧带的柔韧性，延缓病情进展，防止因局部肌肉长期痉挛、僵硬、关节退化而导致脊柱强直变形。医护人员要引导患者进行有计划的功能锻炼，以防止关节畸形。功能锻炼主要有以下几个作用。

（1）恢复脊柱、关节功能：强直性脊柱炎的患者往往因为惧怕活动会加剧关节疼痛而不敢活动，单纯依靠药物治疗最终会引起和加重关节的畸形。而功能锻炼则可以使关节保持基本的运动能力和活动范围，防止关节畸形的发生。

（2）保持肌肉力量：功能锻炼有助于防止肌肉失用性萎缩，维持基本的肌肉力量，减少肌肉的痉挛的发生。

（3）促进代偿功能：长期的运动可以促进新陈代谢，增加其他关节的代偿功能，缓解因疾病和疼痛导致的肢体活动障碍，有利于机体恢复协调。

（4）减轻关节疼痛：功能锻炼可以促进血液循环，增强新陈代谢，促使炎症尽快消散，使肌肉放松。主动运动还可以使患者的注意力转移到运动上来，从而减少对疼痛的关注，增强对疼痛的耐受力，从而达到减轻疼痛的目的。

（5）减少并发症的发生：强直性脊柱炎的患者由于疼痛、活动受限、药物不良反应的影响，会导致患者的心肺功能降低。功能锻炼，例如游泳等可以提高心肺功能，有利于控制骨质疏松症、睡眠障碍、疲劳等并发症的发生。

（6）心理调节：强直性脊柱炎的患者由于疼痛、活动受限，以及担心关节畸形、致残等因素，往往背负了沉重的心理负担。体育锻炼是一种有效增强身体健康的手段，对患者的心理健康也同样起着良好的促进与调节作用。适当的体育运动可以帮助患者转移心理压力，有利于提高患者治疗疾病的积极性，树立战胜疾病的信心，能够提高患者的自尊感，改善疲劳、焦虑、抑郁等不良情绪。

## 4. 功能锻炼的基本原则是什么？

小李：在锻炼的时候有什么注意事项吗？

英萍医生：功能锻炼可以提高强直性脊柱炎患者的健康水平，提高身体素质，改善功能活动，并能够防治疾病，但并不是只要参加了锻炼就一定会取得良好的效果。如果没有科学、合理、规范的练习，不当的练习强度或练习方法反而会加重疾病，甚至产生伤害。强直性脊柱炎患者的功能锻炼必须遵循因人、因时、因地制宜原则，循序渐进原则，持之以恒原则，局部与全面协调的原则。

## 5. 什么是因人、因时、因地制宜原则？

小李：能帮我解释一下这些原则吗？

英萍医生：当然可以。由于每个人的病因不同，发病年龄不同，病情的程度不同，个人兴趣爱好也不同。因此，强直性脊柱炎患者的功能性锻炼也应该体现出个体性差异，每个人所进行的运动方式，运动强度也应该因人而异。在锻炼前，应该根据自己的病情程度和身体状况，选择适合自己的运动方式。比如病情比较轻的患者，可以选择相对复杂、全面的中等强度的运动，例如游泳、骑自行车、医疗体操、借助器械进行力量训练等；病情较重的患者，建议选中低强度的训练为主，可以选择瑜伽、太极拳、导引气功等。在疾病的活动期，可以选择局部关节锻炼，或者进行呼吸吐纳进行心肺功能锻炼等。性格活泼外向者，可以选择活泼多动的运动方式，如舞蹈，有氧操等；对于性格内向者，可以选择相对安静的练习方式，如太极拳、八段锦、易筋经。

因地制宜就是有条件的患者，可以通过病友会，俱乐部等组织，在康复医师或健身教练的带领之下进行集体练习，这样的效果最好。其次，集体锻炼与居家锻炼相结合，可以先向康复医师或健身教练学习动作，然后在家中练习。除此之外，也

可以在小区、公园等场所进行锻炼。

因时制宜就是指理想的锻炼时间应该是固定的，每次 1 小时左右，每天早晚各一次。如果做不到，可以选择每周固定的时间进行锻炼。其次，不同的季节，不同的温度，锻炼的方法和内容也要灵活调整。比如夏季温度较高时，要注意防暑降温，注意饮水；冬季锻炼时要注意防寒保暖，注意热身。

## 6. 什么是循序渐进原则？

小李：循序渐进原则怎样理解？

英萍医生：循序渐进原则主要是指要根据自身病情的发展、关节的功能状况，合理的安排锻炼内容、难度、时间、负荷，并有计划、有规律地逐步提高训练要求和训练强度。

例如，依据自己的身体承受情况来定，以锻炼后疼痛不持续超过 2h 为宜。刚开始接受锻炼的患者，每次可以锻炼 10～30min，以减少体力的消耗，等到逐渐适应后可以逐渐延长时间。睡前可以活动大关节，以减轻晨僵。

对于疾病活动期的患者，应注意卧床休息，采用呼吸训练与床上运动相结合的方法。比如每天早晨醒来后先不要急于起床，先放松腹部、背部肌肉 1min，然后双下肢做 2min 的屈伸运动，最后侧躺做弯腰运动 5min。活动的幅度不宜大，以患者自身微感酸痛为宜。

## 7. 关节不痛了还需要运动吗？

小李：关节不痛了还需要运动吗？

英萍医生：相信很多人都会有这样的疑问。答案是肯定的。

功能锻炼对于本病的治疗起到相当重要的作用，单纯靠药物治疗，不能完全阻止脊柱和关节活动的进一步发展。疾病的活动期是关节畸形发展的关键时期，不能因为药物控制了病情，尚未出现畸形，或因为顾虑运动加重疼痛，加重病情而不敢运动。在疾病的进展初期，关节可以没有明显的疼痛，不痛并不能说明疾病没有发展，比疼痛更重要的指标是脊柱和关节的活动是否受限。

很多情况下，患者会因为关节疼痛不重就不再积极锻炼了，这是不可取的。运动后晨僵减轻，疼痛不加重，或短时间休息能缓解者，说明运动方法正确，运动量合理，可以继续坚持运动，或者适当增加运动量，这样可以防止失用性萎缩或骨质疏松。如果疼痛和不适加重，应该要想到关节纤维的强直要通过运动才能松解开，不痛是不可能的。如果过于疼痛，可以休息缓解后再运动，或者选择适合自己的锻炼方法。

## 8. 维持胸廓活动度的锻炼方法有哪些?

小李：得了这个病后觉得胸廓活动度变小了，有时候会觉得呼吸困难，该怎么办?

英萍医生：强直性脊柱炎的患者会累及胸肋关节及脊肋关节，累及胸椎之后有可能会导致胸廓活动受限，引起呼吸困难。这个时候就要锻炼心肺功能啦。具体的锻炼技巧如下。

（1）呼吸运动锻炼：取正立位，双手叉腰，进行深呼吸锻炼，胸式呼吸、腹式呼吸交替进行，20～30次/组，每天练习3～6组；这些练习可以防止胸廓僵硬，影响呼吸。在练习中运用深呼吸、腹式呼吸，以及扩胸运动的练习，可以最大限度地扩张胸廓，

促进膈肌运动，保持呼吸肌的弹性。在晨起后可以先做几次深吸气，吸后屏气，然后再呼出，这些动作均可以有效减少胸廓活动度降低的可能。

（2）扩胸运动：扩胸运动的目的是伸展上胸肩部肌肉以维持或改善胸背姿态。具体锻炼方法是：取正立位，双足与肩等宽，面对墙角而站，双手平肩支两面墙上进行深呼吸，双肩向前并伸展，然后头及上背坚持5～10s后恢复原位。重复10次为一组，每天练习5～10组。

此外还可以通过吹蜡烛、吹气球的方式进行练习，同时胸式呼吸与腹式呼吸结合交替进行，以改善心肺功能，促进胃肠蠕动。

## 9. 全身耐力锻炼有哪些？

小李：哪些运动可以锻炼耐力？

英萍医生：游泳、骑单车、步行均可以有效地锻炼全身肌力与心肺功能，延缓或减轻脊柱和关节的畸形。游泳作为一种水上运动项目，还能够增加肌腱和韧带的柔韧性，并且可以改善姿势异常、关节囊纤维化、钙化，并且可以有效增加肺活量。游泳可以利用水的浮力放松肌肉、关节，减少对受累关节的刺激，与此同时，身体随着水的浮力上下沉浮，水的冲击可以对身体起到被动的按摩作用。因此，水上运动，可以有效延缓或改善关节畸形，改善脊柱和四肢功能，并且有维持胸廓活动度，增加心肺功能的作用。其他低强度的有氧运动，如散步、瑜伽、太极拳等也可以有效控制疾病的进展，防止关节畸形，降低复发率、致残率，提高患者的生活质量。可以说，水上运动对于

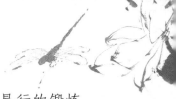

强直性脊柱炎的疗效是颇受肯定的，也是比较简单易行的锻炼方法。

## 10. 怎样进行背肌锻炼？

小李：怎样有效锻炼背部肌肉？

英萍医生：对于强直性脊柱炎的患者来说，病变主要以累及背部中轴关节为主。因此，采用背部运动，针对背部肌肉进行锻炼可以有效延缓受累关节的强直、僵硬时间，减缓疼痛，降低对药物的依赖，改善生活质量。现在将几个锻炼背部肌肉的小技巧介绍给大家。

（1）床上伸展运动：早晨醒来时采用仰卧位，双臂上伸过头，然后向手指、脚趾两个方向伸展，伸展满意后放松。

（2）膝胸运动：仰卧位双足着床板屈膝，随后抬起一膝慢慢向胸部方向屈曲，然后双手抱住抬起的膝盖拉向胸前，直到最大限度为止。停留数秒钟后双足回到原来位置，另一个膝盖做上述运动。双膝各重复数次该动作，直至僵硬消失为止。

（3）猫背运动：趴跪如猫状，低头，尽量放松同时拱背如弓形，直到拉伸满意为止；回复原位后塌背仰头，抬臀，尽量拉伸至满意为止。

（4）腹部运动：目的在于伸张腹部肌肉以改善肌力，并保持躯干平直姿势。首先取仰卧位屈膝，双足着地，双臂置身旁，头及双肩一起慢慢抬高以至双手触膝；坚持5～10s回复至原位，然后重复以上动作10次。

（5）转体运动：取坐位，屈臂平举双手，双手于体前交叉，然后转体向右，目视右肘坚持数秒钟后复原；每侧重复5次。

（6）转颈运动：取坐位，双足着地，头向左转或向右转并注视同侧肩部数秒钟，而后复原，每侧重复 5 次。同样也可采取颈前屈下颌尽量向胸靠，复原，随后仰头尽量向后，然后复原，每个方向重复 5 次。

## 11. 怎样进行颈椎锻炼？

小李：怎样有效锻炼颈椎？

英萍医生：要做好必要的预备动作，取直立位，双腿分开适度，大约与肩宽，双手后背交叉，低头屈项，头部尽力向下低，持续用力待肌肉疲劳，随后加大低头角度，持续用力待肌肉疲劳，再加大低头角度，持续用力 2 ～ 3min，缓慢恢复原位。在锻炼的过程中，强直性脊柱炎患者要注意仰头屈项，头部尽力向后仰，持续用力待肌肉疲劳，加大后仰角度，持续用力 2 ～ 3min，缓慢恢复原位。右屈颈，头部尽力向右，持续用力待肌肉疲劳，加大低头角度，持续用力 2 ～ 3min，缓慢恢复原位。如果是左屈颈，头部尽力向左，持续用力待肌肉疲劳，加大低头角度，持续用力 2 ～ 3min，缓慢恢复原位。

对于病情较重或年龄较大的患者，也可以采用以下较为简单，柔缓的锻炼方法，待肌肉、韧带适应后，可以逐渐增加难度或训练量。锻炼的过程中一定要根据自己的身体状况量力而行，不可用力过大、过强，以免起到反作用，反而损伤了关节。

取站立位，足跟着墙，双膝伸直，肩、背靠墙，双目平视，患者头枕部常不能触到墙壁，应尽量向后靠，坚持 5s，放松后再做几次。

## 12. 导引运动应该注重些什么？

小李：练习导引的时候我应该注意些什么？

英萍医生：中医学中的导引是中国古代医学家发明的一种养生术。主要是通过呼吸、仰俯、手足屈伸的形体运动，使人体各部血液精气流通无阻，从而促进身体的健康。马王堆导引术、太极拳、八段锦是国家级非物质文化遗产，是祖先留给我们的宝贵财富，也是较为常见，推广较好，练习较多的导引术。这些功法古朴优美，内外兼修，对人体的身心健康发挥了重要作用，且利于普及。但是在平时的练习中我们应该注意哪些问题呢？

最重要的是注重调身、调心、调息。调身，即使我们的身体放松、动作自然；调心，即内心平静，心无杂念，集中注意力；调息，即呼吸平稳、顺畅，协调好与肢体动作之间的关系。对于强直性脊柱炎的患者，在进行导引练习的时候，注重"调身"练习是重点，通过身体的放松来引导内心的平静与呼吸之间的协调。只有在放松的情况下，才有利于排除杂念，机体内的气机运行才不会失调。这就是我们常说的"行不正则气不顺，气不顺则意不宁，意不宁则气散乱"。以上也表明了调身的重要性。通过一定时间的练习，身体肌肉、韧带的柔韧性、灵活性得到改善，才会更容易理解和体会到调身对调心和调息的影响。此外，通过调心的练习，也更有利于我们用乐观的心态去应对强直性脊柱炎。

除此之外，在练习导引的过程中还可以听音乐，使音乐与导引相结合，更有利于我们身心放松。研究表明，音乐可以使大脑皮质产生兴奋，在大脑皮质指挥下，刺激有关部位积极跟随音乐进行练习，有利于排除内心杂念，将注意力集中到功法练习上，从而提高导引意境，达到调节身心的作用。

## 13. 太极拳在强直性脊柱炎康复治疗中有哪些作用?

小李:练习太极拳对治疗有用吗?

英萍医生:运动健身对强直性脊柱炎的作用是至关重要的,俗话说:"三分治七分养",就是这个道理。今天我们就谈谈太极拳在强直性脊柱炎康复过程中扮演什么角色和起到什么样的作用。

太极拳是国家级非物质文化遗产,是以中国传统儒、道哲学中的太极、阴阳辩证理念为核心思想,集颐养性情、强身健体、技击对抗等多种功能为一体,结合易经的阴阳五行之变化,中医经络学,古代的导引术和吐纳术形成的一种内外兼修、柔和、缓慢、轻灵、刚柔相济的汉族传统拳术。在增强体质的同时提高自身素养,提升人与自然、人与社会的融洽与和谐。同时,太极拳也不排斥对身体素质的训练,讲究刚柔并济,而非只柔无刚的表演、健身操。太极拳含蓄内敛、连绵不断、以柔克刚、急缓相间、行云流水的拳术风格使习练者的意、气、形、神逐渐协调统一。太极拳松沉柔顺、圆活畅通、用意不用力的运动特点,既可消除练拳者原有的拙力僵劲,又可避免肌肉、关节、韧带等器官的损伤性。既可改变人的用力习惯和本能,又可避免因用力不当和呼吸不当引起的胸闷紧张、气血受阻的可能性。

对于一般的强直性脊柱炎患者来讲,一般的健身操和简单的肢体动作不断地重复和坚持,对强直性脊柱炎患者来说,效果还是比较明显的,但是,对于较重的患者,简单的非甾体药物消炎和止痛效果不明显的情况下,多做一些运动,对于减轻疼痛、消除炎症及提高身体活动能力有着非常大的帮助。

长期坚持锻炼太极拳,对于早期或中晚期患者来说,都是比较不错的选择，它对恢复身体功能，提高人体免疫力，减轻病痛，减缓关节退行性病变等，都具有积极的康复作用。

所以，无论是早期还是中晚期强直性脊柱炎患者，不断学习和练习太极拳，都是非常必要的必修课之一。

## 14. 练习瑜伽在强直性脊柱炎康复治疗中有哪些作用？

小李：练习瑜伽对强直性脊柱炎有治疗作用吗？

英萍医生：瑜伽是当下流行的一种健美活动，很多女性朋友都在进行这种运动。瑜伽是一个通过提升意识，帮助人们充分发挥潜能的哲学体系及其指导下的运动体系。强直性脊柱炎是一种主要累及脊柱、中轴骨骼和四肢大关节，并以椎间盘纤维环及其附近结缔组织纤维化和骨化及关节强直为病变特点的慢性炎症性疾病。

瑜伽姿势运用古老而易于掌握的技巧，改善人们生理、心理、情感和精神方面的能力，是一种达到身体、心灵与精神和谐统一的运动方式。所以很多人在生活中都会选择瑜伽健身，也有不少患者采用练瑜伽的方式来帮助身体恢复。瑜伽治疗对于强直性脊柱炎是适宜的康复手段。一方面，瑜伽作为运动疗法，重点在于功能锻炼和恢复，缓解症状、改善生活质量、延缓疾病进展；另一方面，瑜伽还侧重于心理上的调适。瑜伽注重的“当下”品质非常有利于患者调整心态，正确面对疾病、接受现实、改变现实，顽强地带病生存。

但是，瑜伽也不是对于所有强直性脊柱炎患者都适用。对于疾病活动期，或病情较重的患者来讲，瑜伽有的动作幅度比较大，很容易伤了背部、腰部、颈部等，韧带拉伤、软骨撕裂、

关节炎症、神经痛等都是常见的瑜伽病，所以强直性脊柱炎患者在练习瑜伽时应该充分考虑自己的柔韧、平衡和力量素质，一定要遵循量力而行的运动原则，如果强度过大或者难度过高，就可能导致运动损伤。

对于强直性脊柱炎的早期患者是可以适当练习瑜伽的，可以适当增强脊柱的灵活性。不过在练习时，要注意选择一个正规的瑜伽馆去习练，而不是健身房，因为那里才有专业的瑜伽老师；在练习前要告诉瑜伽教练关于自己的身体情况，并让他帮自己制订一套适合自身习练的方案；随时将自己练习中身体的感受反馈给教练，一旦有不适或疼痛就要暂时停止练习；而且在整个练习中要保持良好的心态。对于病情比较严重，疼痛明显，处在急性发作期的强直性脊柱炎患者是不适合练习瑜伽的。

## 15. 游泳对强直性脊柱炎患者有益吗？

小李：游泳对强直性脊柱炎患者有益吗？

英萍医生：答案是肯定的，这是因为水是柔软的，所以运动时对身体的冲击不大。游泳可以利用水的浮力放松肌肉、关节，减少对受累关节的刺激，属于无压力运动，优于其他运动疗法。游泳有助于强直性脊柱炎患者的康复，主要体现在以下几个方面。

（1）游泳时人体的脊柱形态由原来的直立状态改为水平，降低了脊柱的负荷，椎间盘承受的压力降低了，这样可以达到缓解疼痛的效果。

（2）游泳可以使脊柱背部肌肉松弛，交替有规律的协调运动，比如颈部、腰部各个方向的转动等，增强椎体旁肌肉力量。

（3）游泳可以保持患者的胸廓活动度，增加肺活量，锻炼

心肺功能。

（4）通过肢体的协调运动，对预防和改善患者关节的僵硬、强直有很大的作用。

（5）游泳时人体可以被水的浮力托起，全身的肌肉关节处于不负重的状态，而且水的冲击力可以对肌肉、关节起到按摩作用，促进肌肉、关节的血液循环，相当于"水疗"。

毫无疑问，游泳是有助于强直性脊柱炎的康复的，但对水温有要求。这是因为水温的刺激也会增加血液循环，促进新陈代谢，有利于改善脊柱部位的血氧供应。所以不提倡游冷水，建议到水温较高的地方游泳，最好是恒温泳池。开始的时候可以慢慢游，等到身体舒展开了后再慢慢放开了游。游泳结束后要及时擦干身上的水，注意保暖。建议有条件的可以泡温泉，在家泡热水澡也不错，不方便泡热水澡的，一定要坚持每天用热水泡足。

## 16. 运动处方有哪些？

中华医学会成立于 1951 年，是中国医学科学技术工作者自愿组成并依法登记成立的学术性、公益性、非营利性法人社会团体，中华医学会推荐的强直性脊柱炎运动康复处方如下。

### 中华医学会推荐的强直性脊柱炎运动康复处方

| 方式 | 目标 | 频率 / 持续时间 | 目标疗程 |
| --- | --- | --- | --- |
| 有氧耐力跑，低强度混合供氧耐力跑 | 增加心肺能力，扩张胸廓（各年龄人群） | 5 ～ 7 天 / 周；40 ～ 60 分钟 / 天；1 次 / 天 | 5 ～ 6 个月 |

战胜强直性脊柱炎

162

| 方式 | 目标 | 频率／持续时间 | 目标疗程 |
|---|---|---|---|
| 扩胸弓步走50米2组；25%最大力量哑铃扩胸4组，每组30次 | 扩张胸廓，增加胸廓附近肌群力量（中年以下人群） | 3～5天／周；40～50分钟／天；1次／天 | 14～18周 |
| 有氧游泳和混合供氧游泳 | 增加心肺能力，扩张胸廓，提升脊柱肌群稳定能性（各年龄人群） | 7天／周；40～60分钟／天；1次／天 | 4～6个月 |
| 自身力量训练：俯卧撑／每组30次，仰卧起坐／每组25次，左右侧卧起／每组25次；按顺序综合4组 | 增强人体核心区域力量，提升脊柱肌群稳定性（中年以下人群） | 3～5天／周；40～60分钟／天；1次／天 | 4～6个月 |
| 医疗体操 | 提升脊柱及身体关节的活动度、核心肌肉群力量（中老年及病情较重人群） | 7天／周；20～40分钟／天；2次／天 | 4～6个月 |

　　注：最大心率＝（220－年龄）×（60%～80%），运动后心率宜维持在120～160min

　　注意事项：应该根据自己的病情程度和身体状况，选择适合自己的运动方式。根据患者体力和耐受力可酌情调整，一般来说维持30～60分钟／天、5～7次／周较为合适。遵循循序渐进的原则，由较小强度、较短时间开始，慢慢过渡到自身能耐受的最大程度。夏天以稍感疲乏、春秋冬天以微微出汗即可，心率维持在 120 ～ 160/min 即可。当然，在强直性脊柱炎急性期要多卧床休息，配合理疗、针灸等对症治疗，适当地进行床上运动，逐渐过渡到推拿、牵引等被动运动，缓解期时可坚持上述的主动运动。风湿专科医生需做好健康宣教，告知患者运动在强直性脊柱炎治疗干预中不可或缺的作用；根据患者的病情、疾病受累部位，制定个体化运动方案，达到最佳治疗效果。患者可自行制定运动计划表，按时按量完成，可由其家属监督督促，护士可定期进行电话随访，或在患者复诊时由医生自行询问其完成情况，从而实现患者、家属、医护一条龙式的治疗随访观察，达到长期、有效的治疗目的。

# 第六讲　日常调护

## 1. 日常生活中的自我护理有哪些注意事项？

小李：日常生活中的自我护理有哪些注意事项？

英萍医生：强直性脊柱炎是一种顽固的慢性疾病，发病隐匿，病情变化多端，我们应该对本病有正确的认识和心理准备，树立战胜疾病的信心。随着病情的进展，脊柱会强直或变形，导致活动受限，患者日常的弯腰、扩胸等活动都会造成困难。患者除了接受正规的中西医治疗外，在日常生活中也要学会自我护理。

（1）在饮食方面，要合理饮食，营养均衡，应以高热量、

优质蛋白质、易消化、高维生素饮食为主；不吃不洁净的食物，少吃生食或海鲜，不喝生水，防止肠道感染、腹泻。在服用非甾体抗炎药或者免疫抑制药期间，忌饮酒，多吃保护胃的食物。晚期有胸廓受累的患者，应该避免过度饱食或穿过紧的上衣，以免加重病情。建议戒烟，因为本病晚期会导致肺容积减小，影响心肺功能，易造成心慌、气短等症状。吸烟会加重气短，而且会增加肺部感染的概率。

（2）晚上休息的时候建议睡硬板床，多取仰卧位姿势，保持脊柱的生理弯曲，避免促进屈曲畸形的体位。枕头要矮，不要太高、太软，高度大约 10cm，与肩膀厚度相当，一旦出现上胸或颈椎酸痛、不适，应停用枕头。

（3）在起居方面，平时要注意保暖，房间最好朝阳、通风、干燥，生活环境不能过于寒冷潮湿。要养成预防感冒的习惯，平时多晒太阳，特别是腰背部，睡觉以木板床为佳，冬天可垫适当的棉絮，以保持脊背的温暖。每天保证 8 小时的睡眠，尽量晚上 11 点前休息。每天避免长时间的工作，避免过度劳累。

（4）在流行性疾病多发季节，如春季、秋季，要避免到人流密集的公共场所活动，或避免与流感患者接触，以降低感染的概率。平时可以进行疫苗接种。保持家庭的清洁卫生，适当通风，保持心情舒畅。

（5）坚持锻炼：在关节疼痛得以控制的同时，应该循序渐进地进行功能锻炼，不能因为畏惧疼痛就不锻炼，也不能因为关节疼痛不重就不再积极锻炼了，这是不可取的。

（6）定期测量身高：记录自己的身高，是防止早期脊柱弯曲、变形的一个很好的措施。

（7）保持心情舒畅：不良的情绪会导致身体器官的循环减慢，抵抗力下降，容易诱发其他疾病。

## 2. 日常躯体姿态有哪些要求？

小李：平时的体位、姿态有哪些要求？

英萍医生：首先呢，强直性脊柱炎主要病变部位是在骶髂关节和脊柱，因此，在日常生活中切忌保持一个姿势久坐。例如，从事 IT 行业、司机等，常常一个姿势工作很长时间。这样的生活习惯，工作习惯，都是不利于疾病的康复的。因为疼痛的原因，患者常常保持一个姿势，病变关节长期不活动或者基本不动，出现肌肉萎缩和关节挛缩，使本来不严重且有可能完全恢复的关节或肢体实际处于活动能力丧失的残废状态。因此，患者要保持良好的生理姿势，是非常重要的。

站立：站立时尽量挺胸、收腹，避免驼背姿势；建议时常散步和舒展身体，避免长时间保持一个姿势。

坐位：座椅要选择硬座或高至头部的硬靠背，保持脊柱的伸展，不要坐沙发，不要坐过低过软的椅子，尤其应避免坐躺椅，要尽量挺直腰板。建议不能久坐，工作 1 ～ 2h 要适当休息，舒缓腰部和脊椎关节，可以做一些前屈、后仰的动作，这样可以减少对腰骶部的损伤。坐着工作的也应保持胸部挺直，写字时椅子要低，桌子要高，切忌弯腰伏案。

睡眠：晚上休息的时候建议睡硬板床，多取仰卧位姿势，保持脊柱的生理弯曲，避免促进屈曲畸形的体位。枕头要矮，不要太高、太软，高度大约 10cm，与肩膀厚度相当，一旦出现上胸或颈椎酸痛、不适，应停用枕头。

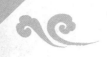

### 3. 冷水浴对强直性脊柱炎好吗?

小李:听说冬泳有好处,那么我可以洗冷水浴吗?

英萍医生:答案是否定的。潮湿阴冷的环境是强直性脊柱炎的一个发病原因。局部血液供应减少,造成关节的酸痛。由于关节部位的软组织较少,血液供应不良,再加上寒冷的刺激,会加重局部的缺血,甚至导致病情的加重。同时,由于患病,对寒冷的抵抗力较差,也可能会诱发感冒、发热等症状。因此,强直性脊柱炎患者是不能洗冷水浴的。

### 4. 强直性脊柱炎患者一定要睡硬板床吗?

小李:睡硬板床不舒服,但一定要睡硬板床吗?

英萍医生:强直性脊柱炎主要累及中轴关节病变,随着病情的进展,如果不加以治疗,会导致骶髂关节、脊柱的僵硬、畸形。因此,在疾病的早期,在畸形尚未形成前,就应该未雨绸缪,防患于未然。

在白天的工作中我们可以有意识地纠正不良姿态,保持生理功能的活动,但是到了晚上却无法保持脊柱的正常生理弯曲。因此,我们建议强直性脊柱炎的患者晚上睡硬板床,枕头不能太高,睡觉时尽量保持仰卧位姿势,以防止畸形。

这是因为硬板床的床面又平又硬,使躯干在平卧时不能够弯曲,使脊柱保持一个正常的生理位,从而可以防止和预防脊柱畸形。利用硬板床来辅助治疗,能起到很好的作用,所以强直性脊柱炎的患者休息时必须睡硬板床。

睡硬板床很多人会觉得不舒服、难受,但为了自己的身体健康，必须要忍受痛苦，以免加快脊柱的畸形。为了以后的健康，患者一定要长期坚持下来。

## 5. 心情好坏会影响强直性脊柱炎病情吗？

小李：心情好坏会影响强直性脊柱炎病情吗？

英萍医生：人的情绪、思想、感情往往会受到周围环境的变化和自身健康状况改变的影响，尤其是在得病之后，由于自身疾病所带来的痛苦和精神上的苦恼，会使患者产生与健康人不同的精神状态。

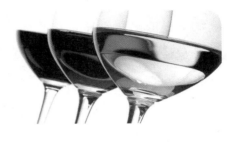

因为疾病所造成的疼痛，以及担心畸形所带来的恐惧，强直性脊柱炎患者往往会产生抑郁、烦躁、焦虑、易怒等坏情绪。这些坏情绪在某些情况下是不利于疾病的恢复的。强直性脊柱炎是一种慢性病，病程长，病情反复，患者的精神状态就显得尤为重要了。如果患者能保持愉快的精神状态，就能使周身气血运行畅通，也会增加患者战胜疾病的信心，积极配合医师的治疗。当然，患者的精神状态也会受到很多因素的影响。其中，患者家属和医生起到了非常重要的作用。如果有一个温馨和谐的家庭，给予患者无微不至的照顾和关怀，将会给患者带来精神上的抚慰和对康复的希望，从而使患者保持良好的情绪，减轻思想上的压力，有利于病情的恢复。古人也提出了"善医者先医其心，而后医其身"，强调了精神治疗的重要性。

## 6. 强直性脊柱炎的患者的心理护理该怎样做呢?

小李: 医生, 自从得病后, 我就会担心自己会致残, 不能正常地工作, 有时还会感到悲观、情绪低落, 甚至焦虑、烦躁, 我该怎么办?

英萍医生: 要持有良好乐观心态去面对强直性脊柱炎这一疾病。不少患者在治疗过程中存在急躁情绪, 对坚持长期治疗缺乏足够的思想准备, 情绪变得十分悲观, 失去信心放弃治疗, 是很危险的。患者一定要克服急躁情绪, 治疗及时恰当, 树立起战胜疾病的信心。勿信游医、"偏方", 应坚持正规治疗, 持之以恒, 治与不治, 预后截然不同。建议你, 平时多看一些关于本病的书籍, 了解本病的知识, 增加战胜疾病的信心。此外, 可以多参加社交活动, 多与人沟通, 可以进行适当的户外徒步旅行, 但要避免过度劳累。还可以与病友成立病友会, 互相鼓励, 互相沟通, 分享一些功能锻炼的小诀窍, 一起运动, 一起坚持治疗。

要做好与强直性脊柱炎相守一生的心态, 不要梦想着一时半会儿治疗好。但心态的好坏与否, 是可以影响疾病的康复的。即使碰到各类药物暂时无效的情况, 至少也能做到以下 3 点: ①锻炼, 有空就锻炼; ②别想着特效药, 有长期抗战的准备, 碰到疑问马上咨询医生; ③别劳累, 换个轻松点的工作, 钱可以少赚点, 命是自己的。

## 7. 怎样改善不良情绪?

小李: 怎样摆脱那些坏情绪?

英萍医生：常言道，生命在于运动。身体运动与情感、情绪的变化息息相关，适度的运动可以使人的精神放松，减少抑郁、焦虑、敏感等不良情绪。而且体育锻炼与心理治疗相结合，比起单纯地进行体育锻炼，能够更有效地降低抑郁的发生。从心理层面上讲，参与体育运动能使我们获得较多的运动愉快感、舒适感、满足感和成就感，增进信心，进而呈现出一种良好的心理状态。此外，在体育锻炼中，注意力的转移，社会支持量的增加也是治疗抑郁患者的重要心理因素。下面给大家分享一个减轻患者负面心理反应的锻炼方法。

烛光凝视法。

（1）作用：通过凝视烛光产生的泪水为载体，把心中积压的郁闷、苦恼宣泄出来，使人恢复平和与自信。

（2）步骤：找一个安静的环境，用自己感觉舒适的姿势做好，点燃一支蜡烛，放在距离自己 1m 左右的桌子上，静静地看着烛光，坚持不要眨眼睛，让眼泪流出来。

如果不能流眼泪，可以坐得再近一些。眼泪流出来后，闭上眼睛，让它自然的流，同时把心中压抑的情绪发泄出来。

（3）注意事项：练习烛光凝视法，要注意安全。

## 8. 熬夜会加重强直性脊柱炎吗？

小李：我平时喜欢熬夜，是不是对身体不好？

英萍医生：答案是肯定的。正常人熬夜对身体都不好，更何况是强直性脊柱炎的患者。经常熬夜会导致机体功能失调，免疫功能紊乱。而强直性脊柱炎是免疫性疾病，所以这样会加重病情。我们都知道，晚上 11 点后，我们身体的各个脏器都会

进入到休息调整状态，所以一天中最佳睡眠时间是 22 点至次日早上 6 点。对于抵抗力较弱的人来说，经常熬夜也会患上呼吸道感染、消化不良等疾病。所以，只有保持充足的睡眠，才能有益于健康。

## 9. 伏案工作会加重强直性脊柱炎吗？

小李：长期伏案工作会加重强直性脊柱炎吗？

英萍医生：由于强直性脊柱炎的患者多是青年男性，而这个年龄段往往是学习、工作的最佳时期。因为学习、工作的原因，患者有时候不得不长期伏案。但是长期伏案工作致使头部过度前驱，会给颈背部的肌肉带来沉重的负荷。长久如此，会使颈部结构造成劳损性失衡，导致颈前屈肌长时间持续收缩，而后伸肌长时间拉伸，日积月累会导致颈部肌肉收缩功能逐渐丧失，肌力减弱。

颈部病变后，会加速椎间盘退化。长期的伏案，身体向前屈曲，也会造成胸椎、腰椎的侧弯。因此，长期伏案对强直性脊柱炎患者是不利的。可以工作 1 小时后适当的活动下，舒展一下身体，做一做抬头、旋转颈部、腰部等动作，避免长时间一个姿势。

## 10. 强直性脊柱炎患者适合长时间吹空调吗？

小李：炎炎夏日，空调已成为了我们生活中不可或缺的电器，很多人也都喜欢吹空调。但是，我是否可以在空调下长期工作呢？

英萍医生：答案是否定的。强直性脊柱炎的发病与阴冷潮湿的环境有一定关系，偏爱空调可能会诱发和加重疾病。在临床上，也有一些患者直接吹空调后出现病情发作，疼痛加剧，这对患者的疾病治疗是不利的。在夏天我们除了吹空调，也会常常吃冷饮、洗澡，身体长期处于一个潮湿的环境下，这些因素都有可能刺激和诱发强直性脊柱炎的发生。预防强直性脊柱炎要注意保暖，防寒。环境潮湿、寒冷等，都会影响病情的康复。因此呢，强直性脊柱炎患者不适宜长时间在空调环境下工作、休息。

## 11. 停药多久妻子才可以怀孕？

小李：很担心药物导致胎儿畸形，我停药多久妻子才可以怀孕？

英萍医生：很多药物会对男性的生殖功能和精子质量产生不良影响，有可能会导致新生儿生理缺陷，还有可能导致婴幼儿发育迟缓、行动异常等。因此，为了宝宝的健康成长，强直性脊柱炎的患者在服药期间一定要做好避孕措施。当准备要宝宝时，应该首先咨询医生，在医生的指导下进行。

强直性脊柱炎的正规治疗全疗程至少 1 年，通过系统的化验检查及自身症状的改善，才能确定病情是否平稳或痊愈，药物是否可以减量或者停药，3 个月后再复查。当复查后确定病情不活动后，再考虑生育问题。因此，一般在病情稳定后，停药至少 6 个月才可以考虑怀孕生育。

## 12. 服药期间太太怀孕了，这个孩子我能要吗？

小李：服药期间太太怀孕了，这个孩子我能要吗？

英萍医生：一般来说，很多治疗强直性脊柱炎的药物都有

许多不良反应，某些药物还会导致胎儿畸形，例如沙利度胺。如果病情不稳定，在服药期间怀孕，对患者本人和下一代都没有好处。

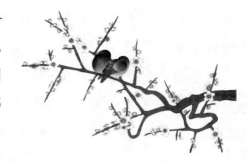

因此，一般在病情稳定后，停药至少6个月才可以考虑怀孕生育。但如果已经怀孕了，那就要具体问题具体分析，首先要咨询专业医生分析目前服用药物有没有使胎儿致畸的不良反应，服用了多久、病情是否稳定等。如果没有，在专业医生的建议下是可以保留孩子的，但可能会存在一定的风险。

除咨询风湿免疫科医生外，还需要咨询妇产科医生，让医生做出评估，并进行严格的孕检和产前筛查，以便能尽早发现异常，及时处置。

专家提示：服药期间应做好避孕措施。

## 13. 改善强直性脊柱炎睡眠质量有哪些生活小技巧？

小李：有哪些改善睡眠的小技巧？

英萍医生：睡前喝一杯牛奶或者蜂蜜水，有助于睡眠。

睡前听一些催眠音乐，可加快入睡。

睡前散步：晚饭后睡觉前，可到户外进行散步，既可以促进消化，又能够呼吸新鲜空气，减少身体的负担。

睡前热水烫脚：睡前用热水烫脚可以促进血液循环，改善足部疲劳，使人安神入睡。

平静的心态：睡前保持情绪稳定，心态平和，不要过于兴

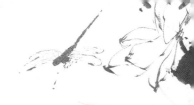

奋或激动，也不要有坏情绪或胡思乱想。

安静的睡眠环境：睡觉的环境要安静，温度适宜，最好在15～22℃，并保持空气流通。舒适的睡眠环境很重要。

胃不和则胃不安：睡前清淡饮食，不吃得过饱，不吃油腻、辛辣刺激食物，不喝浓茶、咖啡，不饮酒。睡前少喝水，以免频频上厕所；也不要吃易产生气体的食物导致胃胀，如豆制品。